TRIBUT A L'HISTOIRE

# DE L'EMBOLIE

DES

## ARTÈRES VERTÉBRALES

PAR

Le Dr A. HURET,

Ancien élève des hôpitaux de Paris (concours de 1865),
Médaille de bronze des hôpitaux,
Ancien aide-major à l'armée de l'Est (15e corps, 2e division).

---

OUVRAGE ACCOMPAGNÉ DE DEUX PLANCHES EN LITHOGRAPHIE.

---

PARIS
ADRIEN DELAHAYE, LIBRAIRE-ÉDITEUR
PLACE DE L'ÉCOLE-DE-MÉDECINE

1873

TRIBUT

# A L'HISTOIRE DE L'EMBOLIE

DES ARTÈRES CORONAIRES

TRIBUT A L'HISTOIRE

# DE L'EMBOLIE

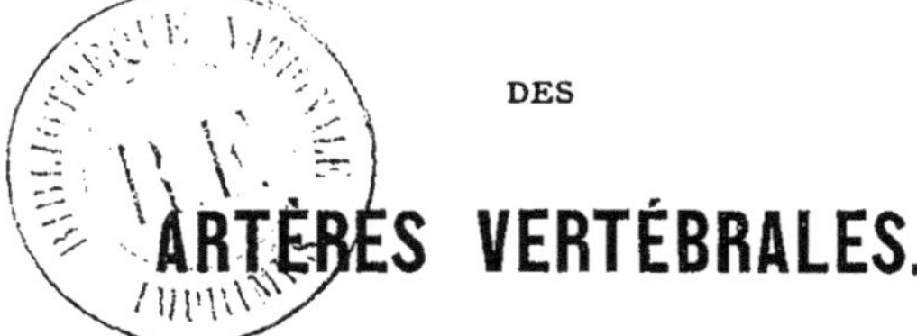

DES

# ARTÈRES VERTÉBRALES.

PAR

Le Dr A. HURET,

Ancien élève des hôpitaux de Paris (concours de 1865),
Médaille de bronze des hôpitaux,
Ancien aide-major à l'armée de l'Est (15e corps, 2e division).

---

OUVRAGE ACCOMPAGNÉ DE DEUX PLANCHES EN LITHOGRAPHIE.

---

PARIS
ADRIEN DELAHAYE, LIBRAIRE-ÉDITEUR
PLACE DE L'ÉCOLE-DE-MÉDECINE

1873

# INTRODUCTION.

En écrivant cette monographie, nous n'avons pas eu l'intention de faire une histoire complète de l'embolie des artères vertébrales. Le petit nombre d'observations que nous avons pu recueillir dans la presse médicale, soit française, soit étrangère, et surtout l'insuffisance de la plupart d'entre elles à tout point de vue, ne nous permettaient point une telle prétention.

Ainsi, à part le cas très-complètement observé par M. Proust, alors qu'il suppléait le professeur Bouillaud, aucun de ceux que nous avons pu réunir ne nous a offert une étude assez complète, soit des symptômes, soit des lésions anatomo-pathologiques, pour nous permettre d'appuyer ce travail sur une base si peu solide.

Dans toutes ces observations, tantôt c'est, comme dans le cas de Bierk, une autre lésion qui attire toute l'attention de l'observateur, et l'embolie vertébrale n'est constatée que d'une façon secondaire ; tantôt, comme dans les faits observés par MM. Taylor et Thungel, l'examen symptomatique très-incomplet n'a point conduit au diagnostic ; et, à l'autopsie, on trouve notée, comme une simple curiosité, l'embolie d'une des artères vertébrales. Quant à la nature du caillot, à sa situation précise dans l'artère qu'il oblitère, à l'état des parois artérielles et aux lésions du bulbe, il n'en est pas dit un mot.

Si les embolies dont nous nous occupons ont été si rarement et si incomplètement observées, c'est qu'en réalité ce sont, croyons-nous, des lésions très-peu fréquentes. Les vertébrales sont, en effet, si peu favorablement disposées pour recevoir les emboles lancés dans les sous-clavières que Cohn (1), dans son tableau, où les artères atteintes sont classées par ordre de fréquence, ne signale même pas ces vaisseaux.

De plus, il ne faut pas oublier que l'embolie est une conquête toute moderne (2) et que nos connaissances sur l'anatomie et la physiologie du bulbe, — organe par l'intermédiaire duquel l'embolie vertébrale se révèle, — offrent encore de très-nombreuses lacunes.

Aujourd'hui que la pathologie des centres nerveux commence à sortir de l'obscurité qui l'environnait, grâce à de nombreux et remarquables travaux, au milieu desquels,

(1) *Klinik der embolischen Gefasskrankheiten;* Berlin, 1860.

(2) La possibilité de l'embolie avait été entrevue longtemps avant notre époque. Soupçonnée par William Gould (*Philosophical Transaction*, 1684), les migrations sanguines avaient également été prévues par Th. Bonet (*Sepulcretum*, lib. I, sect. 2, obs. 1), qui avait tracé les caractères différentiels des caillots récents et anciens, et indiqué la possibilité de la fragmentation de ces derniers par le courant sanguin et leur transport soit vers le cerveau, soit dans l'artère pulmonaire. Enfin, au siècle dernier, Van Swieten avait pratiqué des injections coagulantes (alcool) dans les veines et observé la mort par suite de l'obstruction des vaisseaux pulmonaires.

Toutefois, John Hunter apparut et avec lui la théorie de l'artérite et de la phlébite, où toutes les coagulations intra-vasculaire, étaient considérées comme un résultat de l'inflammation des vaisseaux.

L'obstruction vasculaire ainsi comprise, le caillot ne jouait plus qu'un rôle secondaire, et son étude n'offrait plus qu'un médiocre intérêt; aussi, sous l'influence des doctrines huntériennes, les faits acquis par William Gould, Th. Bonet et Van Swieten tombèrent dans un tel oubli, que Legroux fit une véritable découverte, lorsqu'en 1827, il vint établir, avec la plus grande netteté, la réalité de la migration des caillots sanguins.

Ce fut dans la thèse qu'il soutint devant la Faculté de Paris que Legroux démontra, le premier, de la façon la plus nette, le fait

nous sommes heureux de le constater, ceux des médecins français occupent un des premiers rangs, nous pensons que les faits du genre de ceux qui font le sujet de cette étude seront à l'avenir beaucoup plus fréquemment constatés et, par suite, mieux observés.

Appuyé sur des bases aussi fragiles, notre travail ne peut donc être qu'un modeste tribut apporté à l'histoire future de l'embolisme bulbaire, mais nous nous tiendrons pourtant pour satisfait si, en provoquant de nouvelles recherches, cet essai, où nous avons groupé les faits d'embolie

même de la migration des caillots, et, en faisant ressortir l'identité de structure du bouchon obturant et des concrétions contenues dans les cavités cardiaques, indiqua, d'une façon non moins évidente, l'origine la plus commune des corps migrateurs.

A partir de cette époque, cette question des concrétions sanguines, que Legroux n'avait fait qu'ébaucher dans sa thèse inaugurale, fut pour lui l'objet d'investigations continues, dont les résultats, exposés dans des leçons qu'il fit en 1843, alors qu'il remplaçait le professeur Duméril, se trouvent en partie consignés dans la thèse de Bidault, un de ses élèves (thèse de Paris 1845).

Ce n'est qu'en 1853, après de nombreux et très-remarquables travaux sur la pathogénie des concrétions sanguines et sur les conséquences qu'elles entraînent, — travaux dont l'origine remontait à sept années environ avant cette époque (in *Neue Notizen die Froriep über Verstopfung der Langenschlagader*, 1846), — que M. Virchow publia son *Manuel de pathologie et de thérapeutique spéciale*, où il donna le nom d'*embolie* au fait du transport et de l'obstruction d'un vaisseau par une concrétion sanguine ou tout autre corps. M. Virchow étudia l'embolie par toutes ses faces, cliniquement et expérimentalement, et ses travaux sur ce sujet, comme sur beaucoup d'autres d'ailleurs, ont une telle valeur que nous regarderions tout au moins comme parfaitement puéril de chercher à en contester le mérite; mais, d'un autre côté, nous croyons que l'honneur de la découverte des migrations sanguines revient incontestablement à Legroux et qu'il est injuste de ne pas lier plus intimement qu'on ne le fait, même en France, le nom de notre compatriote à l'histoire de l'embolie.

vertébrale épars dans la science, en nous efforçant d'en faire ressortir les desiderata, pouvait être de quelque utilité à ceux qui, après nous, pourvus de matériaux plus riches, voudront reprendre l'étude de ce point de la pathologie bulbaire.

En terminant cette introduction, nous voulons adresser à M. Proust, à qui nous devons l'idée de ce travail, nos sincères remercîments pour l'affectueuse bienveillance qu'il n'a cessé de nous témoigner.

Notre reconnaissance est acquise aussi à MM. Charcot et Duchenne (de Boulogne), qui ont bien voulu nous donner les renseignements et les conseils qui pouvaient nous être utiles.

Nous prions M. Gombault, à qui nous devons les schema 1 et 2 de notre première planche, d'agréer, lui aussi, l'expression de notre gratitude.

TRIBUT A L'HISTOIRE

# DE L'EMBOLIE

DES

# ARTÈRES VERTÉBRALES.

## CHAPITRE PREMIER.

### ANATOMO-PHYSIOLOGIE.

### ARTICLE PREMIER.

*Artères vertébrales.* Les artères vertébrales naissent des sous-clavières avant le passage de ces dernières entre les scalènes.

La vertébrale gauche, généralement plus volumineuse, se détache de l'extrémité intrathoracique de la sous-clavière au moment où cette dernière, de rectiligne qu'elle était, va s'incurver ; à droite, au contraire, elle naît presque au sommet de la courbe que décrit la sous-clavière de ce côté. Actuellement, nous ne voulons que noter ce point de départ différent pour chacune des vertébrales, nous proposant d'insister sur ce fait dans le chapitre où nous traiterons de l'Etiologie.

Les anomalies d'origine sont beaucoup plus fréquentes à gauche qu'à droite ; c'est ainsi qu'il n'est pas très-rare, par exemple, de voir la vertébrale gauche naître directement de la crosse aortique, entre la carotide et la sous-clavière, tandis que ce n'est qu'exceptionnellement, et alors qu'il y a absence du tronc brachio-céphalique, qu'on voit celle du côté droit présenter la même origine.

Dubreuil, de Montpellier, dit avoir disséqué un sujet chez lequel la vertébrale droite se détachait de la carotide du même côté. Dans quelques cas, le même auteur a vu la vertébrale droite naître par deux et même trois racines venant toutes de la sous-clavière seulement, ou à la fois de la sous-clavière et de la crosse aortique, ou enfin de trois sources différentes : de la sous-clavière, de la crosse aortique et de la thyroïdienne inférieure.

Nées de la partie postérieure et supérieure des sous-clavières, les vertébrales se dirigent obliquement en dedans et en haut et s'engagent dans le canal moitié osseux, moitié musculaire que forment, d'une part, les trous de la base des apophyses transverses des vertèbres cervicales, d'autre part, les muscles intertransversaires.

Le plus souvent, c'est au niveau du tubercule carotidien de Chassaignac, c'est-à-dire dans le trou de la sixième vertèbre cervicale, que l'artère s'engage dans le canal ostéo-musculaire, où elle décrit de légères sinuosités.

Arrivée au niveau de l'axis, la vertébrale change de direction et forme deux courbures, dont l'une verticale, à concavité ouverte en dedans, s'étend de la deuxième à la première vertèbre cervicale, et l'autre, horizontale, à cavité antérieure, embrasse en arrière les masses articulaires de l'atlas ; puis cette artère traverse la dure-mère entre l'arc postérieur de la première vertèbre cervicale et l'occipital, et pénètre dans la cavité crânienne.

Dans son trajet intra-crânien, la vertébrale se dirige obliquement en haut et en avant, elle contourne la face latérale du bulbe pour gagner sa face antérieure où elle va se confondre avec celle du côté opposé, au niveau du sillon qui limite en bas le pont de Varole : de l'union de ces deux artères résulte un tronc unique, le tronc basilaire.

Dans leur portion cervicale les vertébrales donnent des branches spinales pour la moelle et des branches musculaires pour les muscles profonds du cou.

De la portion intra-crânienne se détachent :

1° *La méningée postérieure*, qui se ramifie dans la dure-mère de la fosse occipitale inférieure, où elle s'anastomose avec les rameaux méningés de la pharyngienne inférieure.

2° *La spinale postérieure*, qui descend sur la face postérieure de la moelle et donne un ramuscule ascendant qui se rend au bulbe en longeant le côté correspondant du quatrième ventricule.

3° *La spinale antérieure,* qui descend obliquement de dehors en dedans sur la face antérieure du bulbe, auquel elle fournit des rameaux jusqu'à sa jonction avec celle du côté opposé sur la ligne médiane.

4° *La cérébelleuse inférieure et postérieure,* qui naît quelquefois du tronc basilaire. Plus volumineuse que les précédentes, cette artère fournit quelques ramuscules au bulbe au moment où elle le contourne, d'avant en arrière, pour aller se ramifier dans le cervelet.

Enfin, de la partie intra-crânienne des vertébrales naissent directement de nombreux petits rameaux qui pénètrent dans le bulbe et vont s'y distribuer.

La façon dont se comportent les vaisseaux qui pénètrent dans la moelle allongée n'a pas été le sujet d'une étude particulière, mais il est très-probable que leur mode de distribution est le même que dans la moelle et l'encéphale.

Les vaisseaux très-fins qui pénètrent dans l'épaisseur de la substance nerveuse conservent d'abord tous les caractères des artères, puis ils se divisent et finissent par se résoudre en un réseau capillaire assez lâche d'où naissent les radicules veineuses. Ces radicules veineuses vont se rendre à des veines superficielles qui n'ont point de valvules, et nous verrons plus tard que cette particularité a une certaine importance au point de vue anatomo-pathologiqne de l'embolisme bulbaire. « Constamment la vascularité de la substance grise l'emporte de beaucoup sur celle de la substance blanche; les vaisseaux, dans la première, sont un peu plus fins et forment des mailles plus serrées; c'est en partie à cette circonstauce qu'elle doit sa coloration. » (Kœlliker.)

## ARTICLE II.

*Bulbe.* A la description anatomique des artères vertébrales, où nous trouverons l'explication de quelques particularités étiologiques non encore signalées et propres à l'embolisme de ces vaisseaux, nous croyons qu'il ne sera pas hors de propos d'ajouter quelques mots sur la structure du bulbe.

Nous ne dirons rien ni des différents systèmes de fibres qui semblent n'avoir aucune connexion directe avec les nerfs émergents de la moelle allongée et dont on ne fait que soupçonner les rapports depuis les travaux de Deiters, ni de certains noyaux de substance grise, tels que l'olive, le noyau accessoire de l'olive, les noyaux pyramidaux antérieurs, etc., dont on ignore à peu près complètement les fonctions; nous décrirons seulement, aussi sommairement que possible, les amas de cellules que de très-grandes probabilités(1) permettent de considérer comme l'origine des nerfs bulbaires. Nous trouverons, croyons-nous, dans la position qu'occupent ces masses cellulaires dans le bulbe et dans les rapports qu'elles affectent entre elles des données intéressantes au point de vue de l'interprétation des symptômes variés que présente l'affection qui nous occupe.

Lorsqu'on examine, à l'aide d'un très-faible grossissement, des coupes horizontales pratiquées à la partie inférieure du bulbe, et qu'on les compare à des coupes semblables faites à la partie supérieure de la moelle cervicale, ce qui frappe tout d'abord, c'est l'ouverture beaucoup plus

(1) Un fait qui prouve bien les rapports qui existent entre les cellules de certains amas de substance grise du bulbe et les nerfs qui partent de cet organe, c'est l'altération constante d'un certain nombre ou de toutes ces cellules dans les cas où, pendant la vie, le malade avait présenté des troubles ou l'abolition des fonctions des nerfs correspondants.

Quant à la constatation directe de la continuité des tubes nerveux radiculaires avec les prolongements cellulaires, ce n'est que très-incomplètement, et dans des cas très-rares, qu'elle a été faite (Vulpian, Deiters, Kœlliker), malgré le haut mérite des micrographes qui se sont occupés de la structure du bulbe. Cette lacune anatomique tient à l'extrême difficulté de ces sortes de recherches : « Tous ceux, dit M. Vulpian, qui ont cherché à suivre sous le microscope le trajet des fibres nerveuses, savent jusqu'à quel point cette recherche est difficile. J'ai examiné bien souvent le trajet du nerf facial dans le bulbe jusqu'à son noyau d'origine, et dans un petit nombre de cas seulement j'ai pu voir les relations d'une ou deux des fibres de ce nerf avec les cellules de ce noyau. Et cependant, il ne s'agit là que du point le plus facile de tous les résultats que l'on dit avoir obtenu. »

Ces lignes donnent une idée des difficultés extrêmes que rencontre l'anatomiste qui se livre à l'étude de la structure des centres nerveux, et permettent d'apprécier, à leur juste valeur, ces descriptions fantaisistes où des observateurs « pour qui le microscope n'a que des complaisances, » dit M. Vulpian, indiquent avec assurance, non-seulement la continuité des prolongements cellulaires avec les tubes des racines nerveuses, mais encore les relations des différents noyaux bulbaires entre eux et avec le cerveau.

grande de l'angle compris par les deux cornes postérieures et le renflement de l'extrémité de ces cornes, « caput cornus posterioris, » de Clarke, dont la tendance à s'isoler de la masse grise centrale est accusée par une sorte d'étranglement de la bandelette qui les unit au centre « cervix cornus » de Clarke. En avant, les cornes antérieures sont plus minces qu'à la région cervicale de la moelle, mais parfaitement distinctes et formées, comme dans celle-ci, de grosses cellules multipolaires. Dans l'angle rentrant ouvert sur les côtés, que forment les cornes antérieure et postérieure correspondantes, apparaît déjà sur les limites latérales de la masse grise centrale, le faisceau innominé de Cruveilhier (formation reticulée de Deiters), formé par des fibres horizontales entre-croisées, dans l'interstice desquelles sont comprises des cellules nerveuses et des faisceaux de fibres perpendiculaires. A ce même niveau, en arrière, sur les limites de la masse grise centrale et du cou des cornes postérieures, on voit poindre de chaque côté, sous forme de deux petites saillies grises, les noyaux de la pyramide postérieure, « postpyramidal « nucleus » de Clarke, et du cordon restiforme, « restiforme nucleus. » Le plus interne de ces petits amas de substance grise, « nucleus post- « pyramidal, » est celui qu'on rencontre le premier, lorsqu'on étudie le bulbe sur des coupes pratiquées à un niveau de plus en plus élevé ; tous deux, d'ailleurs, sont formés de cellules de petite et de moyenne grandeur. En arrière de la corne antérieure, se voit un groupe de cellules nerveuses appartenant au noyau de l'accessoire de Willis, et, plus en arrière et aussi plus en dehors, au milieu de la formation réticulée, on constate, de chaque côté, un nouvel amas de substance grise signalée par L. Clarke et que Kœlliker a nommé noyau des cordons latéraux.

Ces modifications qu'on observe dans la partie la plus inférieure du bulbe, c'est-à-dire là où se fait l'entre-croisement des pyramides, sont d'autant plus marquées qu'on s'élève plus haut : ainsi, les cornes antérieures, très-réduites déjà au-dessus de la région de l'entre-croisement, ont complètement disparu vers la partie supérieure du tiers moyen, c'est-à-dire là où apparaissent les olives. Les cornes postérieures, très-renflées, piriformes ou lobulées, formées de petites cellules disséminées dans une masse notable de substance conjonctive, dont l'aspect est celui de la substance gélatineuse, se portent de plus en plus en dehors et vers la périphérie, de telle sorte que, au-dessous des olives, elles forment à la surface une légère saillie grise que Rolando a nommée tubercule cendré. En même temps, le cou de la corne postérieure, envahi progressivement par la formation réticulée, s'étrangle de plus en plus, de façon, qu'au-dessus du calamus scriptorius, les têtes de cornes sont complètement isolées de la masse centrale et les cornes postérieures réduites au cervix cornus. Ainsi isolées de la substance grise centrale, les têtes de cornes cessent d'exister en tant que noyaux distincts, elles se confondent avec les noyaux restiformes correspondants, qui ont suivi le même mouvement de translation en dehors et en avant, et forment avec lui un amas de cellules entremêlées de fibres; c'est de l'épaisseur de ce noyau de substance grise, relativement volumineux, que semblent naître les fibres de la racine sensitive de la cinquième paire. La formation réticulée de Deiters, considérablement accrue aux dépens des cordons latéraux, atteint son maximum de développement au-dessous des olives.

Pendant que s'accomplissent ces changements d'une façon progressive, on voit se dessiner les centres cellulaires (noyaux de Stilling) d'où partent les nerfs du bulbe.

Sur une coupe horizontale, pratiquée au-dessus de l'entre-croisement des pyramides, vers le niveau de l'extrémité inférieure de l'olive, on voit, en avant du canal central, — souvent oblitéré à cette région et situé au point de réunion des quatre cinquièmes antérieurs avec le cinquième postérieur du diamètre antéro-postérieur du bulbe, — une masse de grosses cellules multipolaires tout à fait semblables à celles des cornes antérieurs de la moelle : c'est le noyau de l'hypoglosse. De ce groupe de grosses cellules caractéristiques, séparé de celui du côté opposé seulement par le raphé, partent des tubes larges arciformes qui se dirigent en avant et en dehors vers les olives qu'on avait considérées comme un ganglion accessoire, mais avec lesquelles ils n'ont d'autre connexion que celles de voisinage (Deiters, Frey).

Sur le côté du canal central, en arrière et en dehors du noyau de l'hypoglosse, se trouve celui du spinal que nous avons déjà signalé à la partie inférieure du bulbe où il était situé derrière la corne antérieure déjà très-amincie. Les cellules qui composent ce noyau sont beaucoup moins volumineuses que celles qui donnent naissance aux fibres de la douzième paire ; elles sont fusiformes, n'offrent que de rares prolongements et les tubes nerveux qui en partent, arciformes comme ceux du noyau de l'hypoglosse, marchent d'arrière en avant et se distinguent très-bien au milieu des fibres de la formation réticulée qu'ils traversent.

Entre les deux noyaux précédents, près de la ligne médiane, on voit un petit amas de substance grise que Lockhart-Clarke a signalé le premier et qu'il décrit comme point de départ des fibres du facial qui innervent la région inférieure de la face. Enfin, bien en avant de tous les noyaux que nous venons dénumérer, derrière les olives, se trouve un groupe de quelques cellules d'où partiraient les fibres motrices de la cinquième paire; en réalité, les relations de ces cellules sont encore à peu près indéterminées.

Plus haut, sur une coupe faite au-dessus du bec du calamus scriptorius, là où la substance nerveuse de la partie postérieure du bulbe, refoulée en avant et en dehors, laisse à nu la paroi antérieure du canal central, on constate toujours les noyaux de l'hypoglosse, du facial inférieur et de la racine motrice de la cinquième paire, mais, à ce niveau, en arrière de l'hypoglosse et en dehors du facial inférieur, là où se trouvait précédemment le noyau de la onzième paire, se trouve maintenant un amas de cellules ayant beaucoup d'analogie avec celles du spinal et d'où partent les fibres du pneumogastrique. C'est aussi dans ce noyau de la dixième paire que, suivant Schröder van der Kolk, viendrait se terminer la majorité des fibres du faisceau latéral de la moelle; quelques-unes seulement se continueraient avec les fibres du spinal (1). Plus en dehors encore, et près du plancher du quatrième ventricule, en dedans des masses grises latérales, se voit un petit groupe de cellules qui donnent naissance aux racines postérieures de l'acoustique.

Enfin, vers l'extrémité supérieure du bulbe, au-dessous des angles latéraux du quatrième ventricule, on ne retrouve plus le noyau de l'hypoglosse ni celui du pneumogastrique; sur le côté de la ligne médiane, tout près de la surface, on remarque quelques cellules composant le noyau innominé dont on ignore l'usage et qu'on retrouve à cette

(1) L'existence de cette union des cordons latéraux de la moelle avec les cellules du pneumogastrique et les fibres du spinal serait, sans doute, très-importante au point de vue de l'explication de certains phénomènes physiologiques, mais elle n'a jamais été constatée par l'examen microscopique et n'est — comme la plupart des rapports indiqués pour les autres noyaux du bulbe — qu'une pure présomption anatomique.

même place, —sur le côté de la ligue médiane, — dans une assez grande étendue de la hauteur du bulbe; et, un peu plus en dehors, toujours près du plancher ventriculaire, un amas volumineux de substance grise d'où partent les racines du facial supérieur et celles du moteur externe. Ce gros noyau, commun aux sixième et septième paires, est relié au noyau du facial inférieur par le fasciculus teres, sorte de colonnette grise, composée de cellules et de fibres entremêlées, et, au noyau facial du côté opposé, par des fibres commissurales (1). Les tubes nerveux qui forment la racine de la septième paire se détachent de l'extrémité externe de ce noyau et se dirigent en dehors; ceux du moteur externe partent de l'extrémité interne et marchent en avant.

Dans toute la hauteur du bulbe, à partir du point où se voit le noyau du facial inférieure, jusqu'au niveau du gros noyau commun aux sixième et septième paires, c'est-à-dire dans toute l'étendue occupée par le fasciculus teres, on trouve, constamment en dehors de cette colonnette grise, un faisceau de fibres nerveuses verticales, qui sont coupées en travers sur des sections horizontales du bulbe. Les micrographes qui se sont occupés de la structure de la moelle allongée, diffèrent d'opinion sur les relations et les fonctions de ce faisceau; M. Duchenne (de Boulogne) suppose qu'il est en partie formé par des fibres qui, venues des cellules du fasciculus teres, montent parallèlement à cette éminence et vont se jeter dans la racine de la septième paire, en contournant le gros noyau commun au facial et au moteur externe.

En avant du noyau commun aux racines des sixième et septième paires, on constate la présence d'un amas de substance grise très-nettement limité et dont les cellules sont assez volumineuses, mais moins pourtant que celles de l'hypoglosse; ce centre cellulaire qui se voit là

(1) La réalité de cette commissure a été démontrée par l'examen anatomique et par l'expérimentation physiologique. Après la section de ces fibres par une incision longitudinale superficielle suivant le sillon antéro-postérieur du plancher du quatrième ventricule, au niveau de l'intervalle qui sépare les deux noyaux d'origine, M. Vulpian a vu que le synchronisme du clignement bilatéral était complètement rompu : « L'animal clignait d'un côté puis de l'autre, ou parfois, deux ou trois fois de suite, d'un côté avant de faire un clignement du côté opposé ; il n'y avait plus de clignement bilatéral simultané. » C'est qu'en effet les fibres commissurales établissent une synergie fonctionnelle entre les deux nerfs faciaux, alors qu'ils déterminent une action qui doit avoir lieu au même moment des deux côtés.

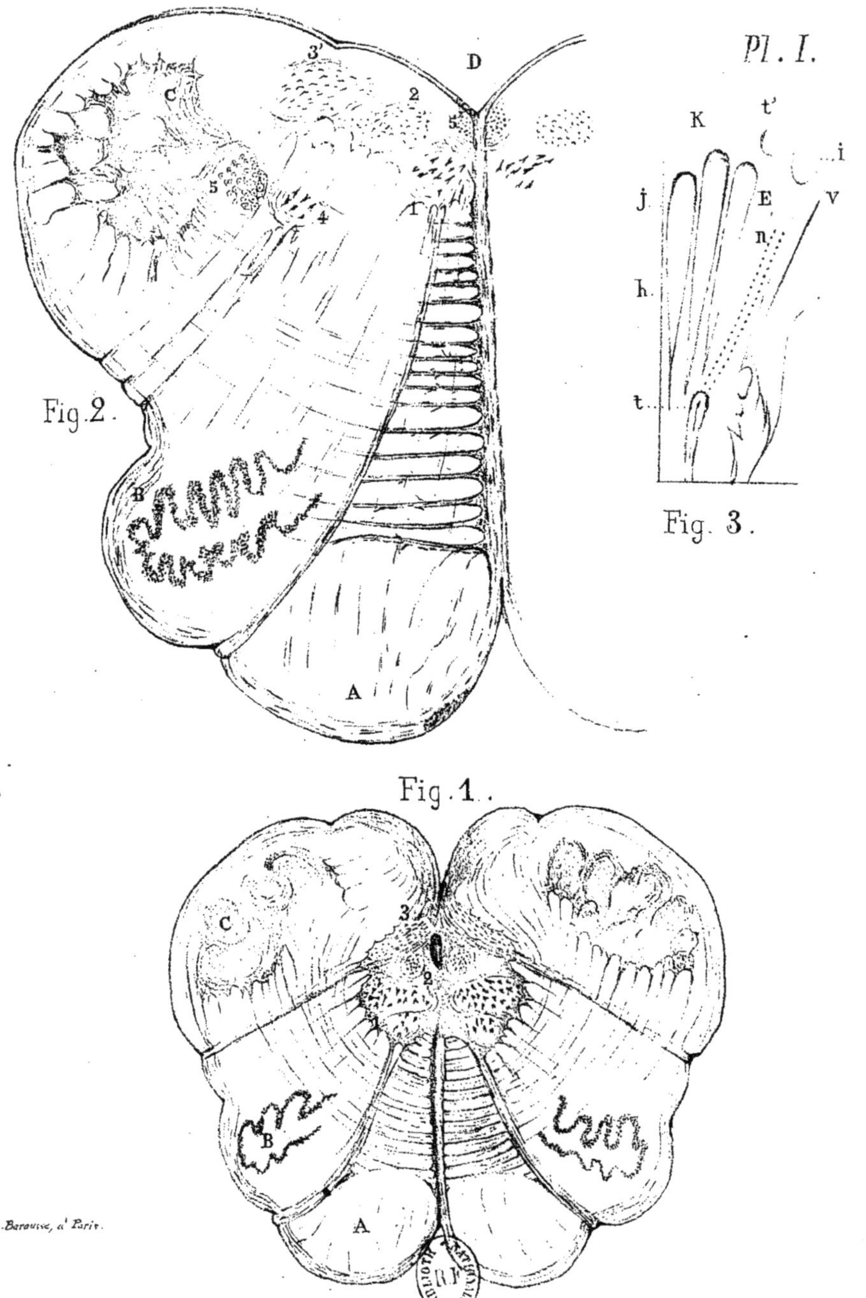



Fig. 1. — Coupe horizontale faite au niveau de la partie inférieure des olives.

Fig. 2. — Coupe horizontale faite à 4 m/m environ au dessous de la protubérance.

A. Pyramides. B. Olives. C. Masses latérales — 1. Noyau de l'hypoglosse — 2. Fasciculus teres. 3. Noyau du Spinal. 4. Noyau du glosso pharyngien. 5. Faisceau grêle 5' noyau innominé. 3' n. du pneumoga

Fig. 3. Schema montrant les noyaux et les rapports des nerfs bulbaires (*Extrait de l'atlas de Duchenn* (de Boulogne). h. raphé. j. noyau de l'hypoglosse — K. Fasciculus teres. — t. noyau du Spinal. E. n. du pneumogastrique. n. faisceau grêle. — v. n. de la racine sensitive de la 5^e^ p. — t'. noyau du glosso pharyngien. i. noyau de l'auditif.

où le noyau de la dixième paire a cessé d'exister, donne naissance au glasso-pharyngien.

En somme, les amas de substance grise, d'où partent les nerfs bulbaires, représentés sur des coupes horizontales par des plaques de grandeur variable à contours plus ou moins nets, ont, sur des coupes verticales, l'apparence de petites traînées grises de forme conique. Le schema 3 de la planche I, que M. Duchenne (de Boulogne) a bien voulu nous permettre d'extraire de son Iconographie photographique, donne une idée très-nette de cette disposition.

## ART. III.

*Physiologie.* — Jetons maintenant un coup d'œil rapide sur la physio logie des nerfs dont nous venons de décrire les noyaux d'origine.

Au point de vue de la physiologie pathologique, on peut, à l'exemple de M. Charcot (1), diviser le bulbe en deux régions, dont l'une, supérieure, comprend toute la partie de cet organe située au-dessus du point de jonction des deux tiers inférieurs de l'olive avec le tiers supérieur et renferme les noyaux d'origine des sixième, septième et neuvième paires ; l'autre, inférieure, comprend la partie du bulbe située au-dessous de la précédente et donne naissance à l'hypoglosse, au facial inférieur, au spinal et au pneumogastrique. Les masses latérales, dans l'épaisseur desquelles naît la racine sensitive de la cinquième paire (racine de Rolando), se rencontrent dans l'une et l'autre de ces deux régions.

Le moteur externe se rend au muscle abducteur de l'œil; ce n'est que dans des cas tout à fait exceptionnels qu'on le voit fournir la racine motrice du ganglion ophthalmique.

Le facial, nerf respiratoire de Ch. Bell, mieux nommé nerf d'expression par M. Cruveilhier, innerve tous les muscles peauciers de la face, du crâne et du cou, et la part qu'il prend à la formation du plexus qui enlace les vaisseaux de la face, permet de supposer qu'il n'est pas étranger aux phénomènes de coloration que présente cette région sous l'influence de certaines émotions morales. C'est par le facial que sont

(1) Leçons faites à la Salpêtrière (1872).

innervés les muscles tenseurs de la chaîne des osselets, de sorte que leur paralysie en relâchant le tympan, rend compte de l'exaltation de l'ouïe que Landouzi a signalée dans l'hémiplégie faciale (1). La septième paire, que Cl. Bernard considère comme la racine motrice du trijumeau, jouit d'une certaine sensibilité à partir de sa sortie de l'aqueduc de Fallope ; d'où lui vient cette sensibilité ? est-ce des anastomoses qu'elle reçoit de la cinquième paire (Magendie, Cl. Bernard), du pneumogastrique par le filet auriculaire d'Arnold (Muller) ou bien du nerf de Wrisberg ? Au nerf de Wrisberg que Bischoff et d'autres anatomistes regardent comme la racine sensitive de la septième paire sont dévolues, d'après Cl. Bernard, les fonctions sécrétoires du domaine du facial.

Tandis que Longet ne voit dans le glosso-pharyngien qu'un nerf de sensibilité générale et spéciale, MM. Cl. Bernard, Vulpian, etc., lui attribuent, de plus, la motricité. M. Vulpian pense que les expériences négatives, faites dans le but de déterminer les propriétés motrices de la neuvième paire, sont dues à la rapidité avec laquelle les rameaux de ce nerf perdent leur excitabilité.

L'hypoglosse est le nerf moteur qui innerve les muscles intrinsèques de la langue, les muscles mylo-hyoïdien et génio-hyoïdien. Par son anse nerveuse, il anime trois des muscles de la région sous-hyoïdienne : l'omoplato-hyoïdien, le sterno-hyoïdien et le sterno-thyroïdien ; il donne un filet direct au muscle thyro-hyoïdien.

Lorsque l'hypoglosse d'un côté est paralysé, la langue tirée hors de la bouche est le plus souvent entraînée du côté malade. Ce fait, qu'on a cherché à expliquer en supposant que les fibres encéphaliques de la douzième paire n'étaient point entre-croisées comme celles des autres nerfs crâniens, tient simplement, comme l'a fait voir Malgaigne (2), à ce que le génio-glosse et le génio-hyoïdien du côté sain portent la langue en avant et du côté qui leur est opposé ; dans les cas beaucoup moins nombreux où la langue est déviée du côté sain, c'est que le stylo-glosse a une action prépondérante sur les muscles génio-hyoïdiens et génio-glosse du même côté (Richet) (3).

Nerf de la mimique et de la phonation, le spinal, considéré comme l'accessoire de la dixième paire (Longet, Bischoff), ou plus justement

(1) Bulletin de l'Académie de médecine (année 1851).
(2) Malgaigne. Anatomie chirurgicale, tome II.
(3) Richet. Anatomie chirurgicale.

comme son antagoniste (Cl. Bernard), — puisqu'il préside aux mouvements phonateurs presque tous opposés aux mouvements respiratoires, aussi bien à la glotte (branche interne) qu'au thorax (branche externe),— n'a été bien étudié au point de vue de ses fonctions que depuis les travaux de Cl. Bernard et l'introduction dans la science expérimentale, par ce physiologiste, d'un procédé opératoire qui permet d'extirper le nerf à son origine, sans compromettre la vie de l'animal en expérience.

La branche externe du spinal se distribue aux muscles sterno-cléido-mastoïdien et trapèze dont l'action, alors qu'ils se contractent sous l'influence de ce nerf, est d'empêcher l'affaissement subit du thorax et de ménager ainsi le soufflet à air dans l'acte de la phonation ou tout autre effort (1).

La branche interne, la seule qui naisse du bulbe, se confond si intimement avec le pneumo-gastrique, qu'à part le rameau pharyngien, dans lequel Bischoff, Bendz et Longet ont manifestement suivi des fibres du spinal, dans aucun des autres rameaux du nerf vague, il n'avait été possible de distinguer les fibres propres à l'accessoire de celles qui appartiennent à la dixième paire.

C'est à Burckhard qu'on doit d'avoir, tout récemment, déterminé anatomiquement le mode de distribution de la branche interne du spinal. Cet anatomiste pratiqua l'arrachement du spinal d'après le procédé de Cl. Bernard et, par la méthode Wallérienne, put constater la part que prenait la branche anastomotique de la onzième paire dans la formation des rameaux qui émanent du pneumo-gastrique après son union avec l'accessoire de Willis.

Dans son travail, qui a été publié sous le contrôle de Heidenhain (2), Burckhard est arrivé à démontrer :

(1) Cette action de la branche externe du spinal, que M. Mandl a nommée lutte vocale, se dessine avec la plus grande netteté dans un fait de paralysie labio-glosso-laryngée rapporté par M. Hérard à la Société de médecine des hôpitaux (année 1868).

« La malade, dit M. Hérard, ne peut prononcer une phrase sans reprendre plusieurs fois haleine. L'inspiration est facile, mais l'expiration est très-courte et très-faible. L'effort, quel qu'en soit le but, est complètement impossible. »

(2) Heidenhain. Ueber den Einfluss der N. Accessorius Willisii aut die Herzbewegung; Studien der physiol. Inst. Zu Breslau, 1865, Hef. III, S. 109.

1° Que le nerf pharyngien est presque exclusivement composé de filets appartenant au spinal ;

2° Que le laryngé supérieur n'en renferme que très-peu qui se trouvent seulement dans sa branche la plus externe, c'est-à-dire dans celle qui va au muscle crico-thyroïdien ;

3° Que le laryngé inférieur, ou récurrent, est exclusivement composé des fibres de l'accessoire ;

4° Qu'enfin, il n'y a que quelques filets du spinal dans les rameaux cardiaques et que les branches qui vont au poumon, à l'œsophage et à l'estomac n'en renferment aucun.

Déjà d'ailleurs, l'étude physiologique de l'accessoire de Willis faite avec beaucoup de soin depuis les travaux de Cl. Bernard, avait permis d'induire son mode de distribution. De nombreux physiologistes avaient montré l'importance de ce nerf dans la phonation et Heidenhain, qui avait signalé l'accélération des battements du cœur après l'arrachement de la onzième paire, avait fait voir aussi que les inflammations du poumon, — qu'on rencontre très-souvent chez les animaux soumis à ces sortes d'expériences, — étaient causées par l'introduction de parcelles alimentaires dans les voies respiratoires.

Toutefois, Cl. Bernard est l'expérimentateur qui a étudié avec le plus de soin les troubles de la déglutition consécutifs à l'extirpation de l'accessoire. Ce physiologiste a montré qu'après l'arrachement du spinal, les mouvements de déglutition étaient conservés, mais que la glotte n'était qu'imparfaitement fermée, ce qui permettait l'introduction de parcelles alimentaires dans les voies respiratoires.

Ce fait de l'inocclusion de la glotte après l'arrachement de la onzième paire est d'ailleurs facile à comprendre, si l'on songe que les deux muscles qui concourent à tendre les lèvres glottiques pour les rapprocher, — le constricteur supérieur du pharynx qui fixe le larynx en haut et en arrière et le crico-thyroïdien qui fait basculer le cartilage thyroïde en avant, — sont animés par la branche anastomotique de l'accessoire.

Pourtant, si légitimes que puissent être les déductions anatomiques tirées de l'expérimentation physiologique, elles ne pouvaient avoir d'autre valeur que celle d'une hypothèse, et l'anatomie seule pouvait établir d'une manière certaine la part qui revenait au spinal dans l'innervation motrice du cœur, du larynx et du pharynx. Aussi, les expériences de Burckhard, en venant confirmer les présomptions autorisées déjà par l'expérimentation des physiologistes, ont complété et affermi l'histoire anatomo-physiologique de la onzième paire.

Les fibres radiculaires du trijumeau se rencontrent dans les deux régions du bulbe. Ce nerf, tout à la fois moteur et sensible, préside à la sensibilité des trois grandes régions de la face : front, joue et menton, et, par sa branche motrice innerve tous les muscles masticateurs : masséter, temporal, ptérygoïdien, mylo-hyoïdien et digastrique (ventre antérieur).

De l'étude très-sommaire que nous venons de faire des noyaux d'origine et des fonctions physiologiques des nerfs bulbaires, il résulte que, en dehors de l'influence du bulbe sur la motricité et la sensibilité générales, — influence qui est la même pour les régions infra et supra-bulbaires, — la diversité des fonctions des nerfs appartenant à ces deux régions, imprime à leur pathologie un caractère qui, pour ainsi dire, est propre à chacune d'elles. Ainsi, dans la région supérieure ou faciale, dont la pathologie se rapproche beaucoup de celle de protubérance (Charcot), c'est vers la partie supérieure du domaine de la septième paire, vers le glosso-pharyngien et le moteur externe que se montreront les troubles révélateurs de la lésion bulbaire ; dans la région inférieure, c'est au contraire dans le domaine de l'hypoglosse, du spinal, du facial inférieur et de la branche motrice du trijumeau qu'apparaîtront les phénomènes pathologiques; et, si dans cette région, la lésion s'étend assez haut pour atteindre le noyau de la dizième paire, la vie devient immédiatement impossible ; car, c'est au pneumograstrique que les trois grands viscères splanchniques estomac, cœur et poumon doivent cette sensibilité obtuse, non localisée, qui est le point de départ d'actes réflexes absolment indispensable à la vie.

# CHAPITRE II.

## OBSERVATIONS.

### OBSERVATION Ire (recueillie dans le service de M. Proust, à la Charité).

**Obstruction de l'artère vertébrale gauche chez une femme de 68 ans. — Aucun trouble de l'intelligence. — Paralysie des muscles du pharynx et du larynx. — Hémiplégie gauche incomplète, se caractérisant surtout par de l'incoordination dans les mouvements. — Légère rémission de tous les symptômes pendant deux jours. — Mort le septième jour.**

La veuve Cerclier, âgée de 68 ans, femme de ménage, entre le 29 mai 1870, au n° 19 de la salle Sainte-Madeleine, à la Charité.

Cette femme, d'une bonne santé habituelle, n'a jamais eu de rhumatisme, jamais de palpitation, ni d'œdème des membres inférieurs.

Au mois de janvier de cette année, elle a été prise d'une attaque apoplectiforme pendant laquelle elle a perdu connaissance et qui lui a laissé une hémiplégie dont elle a mis trois mois à se relever complètement.

Le 29 mai, jour de son entrée, à 8 heures du matin, pendant qu'elle était occupée à faire un ménage, elle sentit tout à coup le côté gauche du corps subir un engourdissement tel qu'elle s'affaissa sur elle-même.

La parole lui manqua complètement et elle s'efforça en vain d'appeler du secours, car elle avait conservé toute son intelligence.

On l'apporta à l'hôpital et le lendemain nous constations l'état suivant :

La malade est couchée dans le décubitus dorsal avec l'apparence de la plus grande faiblesse.

Les traits sont déviés et la commissure de la bouche légèrement tirée du côté droit.

L'orbiculaire des paupières du côté gauche n'est point paralysé ; les pupilles sont normales.

Le voile du palais est complètement insensible ; la langue est fortement déviée du côté gauche.

Il y a hémiplégie du côté gauche ou plutôt faiblesse et résolution des membres de ce côté, car la main gauche peut encore exercer une pression assez énergique.

La sensibilité cutanée, loin d'être anéantie, est peut-être un peu augmentée au bras et à la jambe. Mais les symptômes qui dominent tous les autres sont une aphonie et une disphagie complètes.

La malade parle à voix basse, mais répond parfaitement à toutes les questions qu'on lui pose et son intelligence est très-nette.

Les muscles du pharynx sont également paralysés. Dans l'arrière-gorge des mucosités abondantes et épaisses se sont accumulées et leur expulsion est impossible. L'air qui passe à travers ces mucosités pendant la respiration produit un râle bruyant.

Au cœur, on entend des bruits tumultueux, sans qu'on puisse distinguer de souffle. Les artères radiales roulent sous le doigt comme des cordons durs. Pouls à 72, large, irrégulier et mou. La température du creux de l'aisselle est de 36,6.

Dans toute l'étendue de la poitrine il existe des râles sibilants et ronflants, mais pas de râles humides.

Le 31 mai, le 1er et le 2 juin, les symptômes se sont un peu améiorés.

La malade qui jusque-là avait pris des aliments à l'aide de la sonde œsophagienne, a pu, le 2 juin, veille de sa mort, avaler seule quelques cuillerées de bouillon, qui n'ont pas provoqué comme les jours précédents, en passant dans le larynx, des symptômes de suffocation.

La voix est un peu revenue le 2 juin ; la température et le pouls se sont relevés.

Cependant il est toujours nécessaire d'enlever à l'aide de pinceaux les mucosités de l'arrière-gorge.

L'hémiplégie incomplète du premier jour s'était singulièrement modifiée.

En examinant les mouvements du bras gauche, on s'aperçoit que la force est bien revenue, mais il y a une véritable ataxie du mouvement. Quand on commande à la malade de prendre un verre sur sa table de nuit, elle lance le bras dans cette direction par des mouvements saccadés, heurte et renverse l'objet qu'elle veut prendre, le roule en tous sens avant de pouvoir le saisir et le laisse tomber quand elle l'approche de sa bouche. Toute précision lui manque dans les mouvements et quand lui dit de porter le doigt au bout de son nez, elle vient, après des mouvements irréguliers, le placer brusquement près de l'œil ou sur la bouche.

La miction involontaire persiste depuis l'attaque ; il n'y a pas eu de selles.

Le 3 juin, le pouls s'élève tout à coup à 112, le hoquet survient et la malade succombe le lendemain matin.

*Autopsie.* Les recherches ont surtout porté sur les centres nerveux et sur le cœur.

La moelle a été enlevée avec le plus grand soin et on a conservé le bulbe dans sa continuité avec le cerveau ; les artères vertébrales ont été divisées un peu au-dessous de l'endroit où elles pénètrent dans la dure-mère rachidienne.

Le tronc basilaire et la vertébrale du côté droit ont un canal parfaitement libre. Quelques plaques d'athérome existent sur leurs parois. Les sylviennes sont intactes.

Mais l'extrémité supérieure de l'artère verbrale du côté gauche est obstruée par un caillot dont le sommet conique est dirigé du côté de l'encéphale et qui se continue en bas, dans les sinuosités que décrit l'artère avant de pénétrer dans le canal rachidien.

La coloration du caillot vu à travers les parois de l'artère est noirâtre. L'extrémité du cône paraît un peu décolorée.

Le caillot remplit et distend l'artère où il semble enfoncé comme un coin.

L'extrémité supérieure du caillot est distante d'environ 1 cent. 1/2 du tronc basilaire.

L'artère cérébelleuse postérieure et inférieure est oblitérée dans toute son étendue ; les rameaux qui en partent pour pénétrer dans le bulbe sont également remplis.

M. Charcot qui a bien voulu examiner cette pièce, a cherché si la substance médullaire n'était pas altérée au niveau de ces artères oblitérées qui sont les artères nourricières du bulbe. Des fragments pris au niveau du plancher du quatrième ventricule, non loin des noyaux d'origine de l'hypoglosse, du spinal et du facial, ont laissé voir au microscope des corps granuleux et des oblitérations semblables à celles qu'on trouve dans le ramollissement cérébral ischémique.

Le lobe gauche du cervelet présente aussi des points ramollis.

Ce travail de ramollissement s'était évidemment accompli depuis que l'oblitération artérielle s'était faite, et il n'y a rien là qui nous étonne, si nous nous rappelons que la malade n'est morte qu'au septième jour.

Persuadé que nous avions sous les yeux une embolie de l'artère vertébrale, nous en avons cherché l'origine dans les cavités gauches. Les valvules étaient athéromateuses, surtout la valvule mitrale, mais il n'y avait aucune trace d'érosion à leur surface.

L'aorte au contraire possédait de nombreuses plaques d'athéromes ulcérées.

Enfin, pour avoir une probabilité de plus en faveur de l'embolie, nous avons recherché avec soin s'il n'y avait pas de traces d'infarctus dans les organes abdominaux qui en sont le plus habituellement le siége.

Le foie et la rate n'en portaient pas de traces, mais le rein gauche avait, sur son bord convexe, une cicatrice profonde, non douteuse, d'infarctus ancien.

Aussi, en raison de la brusquerie de l'attaque, en raison des lésions de l'aorte, et enfin de la présence d'infarctus ancien du rein gauche, nous pensons qu'il faut rapporter à une embolie, l'oblitération de l'artère vertébrale qui a été le point de départ des accidents que nous avons observés ici.

Ce premier point établi, nous ne saurions trop mettre en relief les altérations du bulbe que le microscope a démontrées à M. Charcot. Elles viennent confirmer, par un fait pathologique, les expériences modernes qui ont été entreprises pour démontrer avec quelle rapidité la substance des centres nerveux se désorganise, quand elle est privée des matériaux de nutrition que le sang lui fournit.

OBSERVATION II (recueillie par Strohl et insérée dans la thèse de Bierk, Strasbourg, 1853, p. 20).

Désorganisation de la valvule mitrale. – Hémiplégie droite. — Artère vertébrale gauche et artère sylvienne gauche oblitérées. — Gangrène du membre inférieur gauche. — Oblitération de l'iliaque primitive gauche. — Ramollissement à gauche.

C. N..., femme de 29 ans, servante, tempérament lymphatique, assez bien constituée, bien réglée, mère d'un enfant, entre à la salle 33, le 27 octobre 1852, avec des symptômes de bronchite aiguë; au bout de huit jours de traitement par la saignée et le tartre stibié, elle est à peu près remise, mais il lui reste un teint pale : sclérotiques bleuâtres, muqueuse décolorée; pouls à 70, petit, dépressible. A l'auscultation du cœur, souffle rude au premier temps vers la pointe, souffle doux au deuxième temps vers la base; entre ces deux points, les bruits qui s'y rapportent deviennent plus distincts ou plus faibles à mesure qu'on se rapproche de l'un ou de l'autre. La matité précordiale est étendue; point de souffle dans les carotides. On attribue ces symptômes en partie à un état chlorotique, en partie à une affection organique du cœur.

Le 11 octobre, la malade ne tousse plus du tout; les symptômes sont les mêmes du côté du cœur. Même état du reste. On commence un traitement par la digitaline et les pilules de Valette.

A partir de ce jour, l'amélioration marche très-lentement; la malade se lève, mais elle est toujours pâle et faible. Dans la nuit du 8 au 9 décembre, à trois heures du matin, subitement grande faiblesse, céphalalgie, vertige, pâleur extrême, refroidissement des extrémités, sueurs abondantes, vomissements, intelligence nette. On administre une potion cordiale. A la visite, elle est un peu remise; a vomi plusieurs fois; pouls à 100, petit, dépressible; extrémités un peu moins froides; céphalalgie générale intense, intelligence parfaitement conservée.

On ordonne : liqueur de Hoffmann, teinture éthérée de valériane, frictions révulsives, sinapismes.

Un traitement analogue est continué pendant plusieurs jours.

13 décembre. La plupart des symptômes ont cessé; mais il reste encore une grande faiblesse et la même céphalalgie. On applique 8 sangsues qui procurent un peu de soulagement.

Peu à peu, la malade revient à l'état où elle se trouvait avant le 8 octobre. Le 13 janvier, elle a repris un peu de force, se lève dans la journée et mange avec assez d'appétit; l'intelligence est très-nette; toujours même pâleur, mêmes symptômes du côté du cœur.

14 janvier. A deux heures du matin, la malade, qui s'était couchée sans se plaindre de rien, tombe tout à coup de son lit; l'intelligence, abolie un instant, revient au bout de quelques minutes, mais tout le côté droit est paralysé.

A la visite du matin, on la trouve couchée les yeux fermés; la face est paralysée ainsi que la langue et tout le côté droit; l'intelligence semble nette, mais la malade ne peut bien répondre à cause de l'état de sa langue. Pouls 110, résistant, assez large.

On ordonne une saignée de 300 gr. qui n'amène pas d'amélioration.

Depuis ce moment, son état s'aggrave peu à peu; la malade s'agite et gémit surtout pendant la nuit; elle est plongée dans un état de stupeur d'où on ne la tire qu'en l'interpellant à haute voix. Alors, elle pousse des gémissements, ne répond que par oui et par non, ne se plaint d'aucune douleur, cependant elle semble souffrir de céphalalgie. Les selles ne sont pas spontanées, les urines involontaires.

Le 22. On constate que la jambe gauche (non paralysée) est bien plus froide que l'autre : on l'attribue à la tendance qu'a la malade de porter ce membre hors du lit. Le lendemain, même état, même refroidissement du membre inférieur gauche; on ne sent point les battements de l'artère crurale ni d'aucune de ses divisions.

Le 24. Coloration livide de la jambe gauche depuis les malléoles jusqu'aux genoux ; ce membre est insensible, paralysé. Mort le 25.

*Autopsie* le lendemain :

*Cavité crânienne.* — Tissu cérébral assez ferme; rien dans les enveloppes et à l'extérieur; un peu de piqueté des deux côtés des hémisphères. Rien dans le ventricule gauche : pas de liquide, plexus choroïde pâle ne présentant rien d'anormal. Le corps strié est à l'extérieur plus jaune que celui du côté opposé, recouvert par une légère couche comme villeuse, très-mou; le côté externe de la voûte ventriculaire, là où le tissu cérébral est contigu à ce corps strié, est légèrement ramolli dans toute la longueur du corps strié. Celui-ci est en général plus petit qu'à droite.

Incisé dans la direction de la longueur, la partie blanche a presque complétement disparu dans la moitié antérieure. Cette moitié ne présente qu'une masse jaune brunâtre, très-molle, offrant par place une teinte plus blanche. Le ramollissement est un peu plus considérable au centre, vers la base; on y trouve un noyau presque diffluent, légèrement coloré en rouge. Au tiers antérieur et externe il y a un autre point rouge qui s'étend à peu près à une profondeur de 4 millimètres. Le tissu cérébral est ramolli, autour surtout de la partie antérieure, dans l'étendue d'envirion 8 millimètres.

Cette partie rouge superficielle, dont nous avons parlé plus haut, s'étend jusqu'à la base, sous forme d'une bande large de 2 à 3 millimètres d'égale épaisseur. Rien dans les couches optiques, rien dans le ventricule droit; le plexus choroïde est également pâle.

L'artère vertébrale gauche est oblitérée jusqu'à sa jonction avec la droite par un caillot devenu jaune et remplissant complétement la lumière de l'artère.

L'artère sylvienne gauche est également oblitérée par un caillot qui commence à la partie interne de la scissure et qui est décoloré dans l'espace de 3 millimètres. Le reste est noir et remplit presque complètement l'artère.

L'extrémité externe de l'artère contourne la scissure et se plonge vers le corps strié malade. Toutes ces artères sont saines, sans aucune rougeur, sans épaississement.

*Cavité thoracique.* — Le cœur presente un volume très-considérable, il est situé tout à fait en travers, la pointe dans le côté gauche, le bord droit devenu inférieur, et l'oreillette droite se trouve dans la cage thoracique droite. Le péricarde est sain; très-peu de liquide transparent, citrin. Le cœur droit est énormément distendu par du liquide. Le cœur a au moins 18 cent. de haut de la pointe à la base, 14 à peu près en travers. La couche graisseuse extérieure est très-abondante. L'oreillette droite est considérablement distendue, renferme beaucoup de sang liquide avec un certain nombre de caillots. La valvule auriculo-ventriculaire est complétement désorganisée; elle ne présente pour ainsi dire que deux valvules, une antérieure ayant la forme et le volume normal, les deux autres fondues en une seule. La première est libre, à bords renflés, sans plaques cartilagineuses; les deux autres sont fortement rétractées. Leur largeur est à peu près de 14 millimètres; les bords libres, épais, boursouflés, non cartilaginifiés. Cette valvule est évidemment insuffisante. Les colonnes charnues avec les tendons qui s'y insèrent sont très-courts. Le ventricule est dilaté sans amincissement des parois; rien de notable dans l'artère pulmonaire.

L'oreillette gauche, également dilatée, est amincie, renferme trois concrétions fibrineuses : l'une complétement ovoïde, d'un grand diamètre de 2 cent., était située sur la valvule mitrale, vers son bord postérieur, molle, fluctuante, présentant l'aspect d'un kyste, à bords lisses, si ce n'est à un endroit où plusieurs prolongements rouges indiquaient l'implantation sur une des concrétions de la valvule; la seconde, plus petite, était libre dans l'intérieur, un peu moins régulière extérieurement, mais ayant le même aspect; la troisième, un peu plus volumineuse que la première, située près de l'appendice auriculaire, dans lequel elle s'étendait, irrégulière, présentant un corps tiré en pointe alongée vers une des extrémités, en pointe plus courte à l'autre bout, également molle et fluctuante. A l'incision, il s'écoule un liquide crémeux, épais, de couleur jaune, un peu rose, présentant tout à fait l'aspect d'un pus de bonne nature. Sous le microscope, on n'y découvre néanmoins pas un seul globule de pus; le tout est composé de très-petites granulations amorphes nageant dans un liquide incolore. Les parois sont composées de couches fibrineuses. La première de ces concrétions était divisée en deux par une cloison transversale. Ce ventricule du reste était rempli de caillots de sang, et il est très-probable qu'en enlevant ces derniers on ait encore perdu de ces concrétions.

La membrane interne de l'oreillette gauche est blanche, d'un blanc opalin. La valvule mitrale est complétement désorganisée, ses deux lambeaux sont entièrement soudés. L'ouverture auriculo-ventriculaire en est fortement rétrécie et admet à peine l'extrémité du petit doigt. Toute la valvule est fortement épaissie, ratatinée et incrustée d'une énorme quantité de masse calcaire visible principalement à la face supérieure.

Le ventricule est d'une capacité à peu près normale; les parois un peu épaissies, la membrane interne blanche, opaline vers la valvule mitrale et beaucoup plus encore vers l'orifice aortique.

Les valvules aortiques sont fortement épaissies, encore assez mobiles; l'orifice de l'aorte, ainsi que tout le calibre de l'aorte, un peu rétréci; la cloison interventriculaire est légèrement épaissie.

Coloration livide de tout le membre inférieur gauche; l'artère iliaque primitive, à partir de la bifurcation de l'aorte, est remplie par un caillot rouge brunâtre qui s'étend dans toutes les ramifications du vaisseau qu'on a poursuivies et ne s'arrête que dans les petites divisions. L'artère était complétement saine.

OBSERVAVION III (de Thungel, in Archiv. für pathol. Anat. und phys., Berlin, 1859).

Une femme de 51 ans, entrée à l'hôpital le 13 avril 1858, avait eu six ans auparavant une attaque d'hémiplégie à droite, trois ans auparavant une à gauche qui toutefois disparurent l'une et l'autre sans laisser de trace. Quatre mois avant sa réception, elle eut une nouvelle attaque d'hémiplégie à gauche qui porta aussi sur la langue; cette fois, la paralysie fut persistante et résista à tous les moyens. Environ quatre semaines après sa réception, la malade eut plusieurs accès assez rapprochés d'anxiété précordiale et de vertige avec contracture des muscles à gauche; pouls extrêmement petit et fréquent, mouvement tumultueux du cœur. Ces phénomènes cessèrent à peu près le jour suivant, mais se reproduisirent deux jours après avec une nouvelle violence. En même temps le bras gauche devint froid et bleuâtre, le visage pale et affaissé; la peau se couvrit de sueur froide. Le pouls manquait aux artères du bras gauche; l'artère brachiale donnait la sensation manifeste d'un cordon dur. Le bras gauche resta froid; l'avant-bras et la main d'un rouge-bleu foncé et insensibles. Plus tard, les doigts se détachèrent et, à l'avant-bras, se produisit une eschare étendue avec suppuration des parties molles. Enfin, survint la mort par épuisement.

*Autopsie.* — Grand foyer de ramollissement gris-jaune dans l'hémisphère cérébral droit et dans la moitié gauche du cervelet. L'artère vertébrale gauche, depuis l'origine de la basilaire à l'intérieur du crâne et dans les arcades vertébrales supérieures, remplie par un bouchon rouge-sang, moitié solide, moitié mou.

Sténose mitrale considérable; dans l'oreillette gauche, coagulum fibrineux rouge-brun, assez ferme, adhérent à l'endocarde. Dans l'artère axillaire gauche, un bouchon entièrement obturant étroitement uni à la paroi vasculaire, descendant par la brachiale jusqu'au pli du coude. Dans la rate, trois coins jaunes métastatiques.

OBSERVATION IV (**publiée par M. Taylor dans le British medical journal, 4 novembre 1871**).

**Embolie de l'artère vertébrale gauche. — Paralysie du glosso-pharyngien. — Mort par inanition.**

T. C..., âgé de 68 ans, journalier, de bon aspect et d'une forte complexion, eut un accident deux mois avant sa mort : d'une voiture chargée, il tomba sur le dos du cheval. Il y eut un choc très-violent de la poitrine, une dyspnée considérable, mais aucune côte ne fut cassée. Quelques jours après, T... se plaignit d'une grande douleur siégeant sur le côté gauche de l'occiput et s'étendant le long du cou ; cette douleur cessa graduellement et le malade guérit de façon à pouvoir marcher.

Le 14 octobre, il tomba subitement malade : la déglutition devint impossible, et les membres du côté droit furent le siége d'un engourdissement très-marqué, quoiqu'ils fussent capables encore de se mouvoir.

La pupille droite dilatée resta sensible à la lumière.

Le malade se trouvait très-bien et ne se plaignait que de la faim ; il fit les efforts les plus énergiques pour avaler, mais les liquides revenaient constamment par le nez.

On lui plaça un vésicatoire sur la partie postérieure du cou, et on fit le pansement avec de la strychnine jusqu'à ce qu'il survint des convulsions tétaniques. On donna des lavements de thé de bœuf.

Le malade mourut d'épuisement le 26 octobre.

A l'autopsie, on constata l'état de parfaite intégrité du cerveau et l'obstruction complète de l'artère vertébrale gauche par un caillot embolique.

## ARTICLE II.

### ÉTIOLOGIE.

En parcourant les observations qui précèdent, on voit que, dans tous les cas, — excepté celui de M. Taylor où l'examen nécroscopique du thorax n'a pas été fait, — la source de l'embolie était au cœur.

Dans le cas de Bierk, le cœur très-hypertrophié offre des lésions profondes : tous les orifices sont plus ou moins sérieusement compromis et les valvules auriculo-ventriculaires plus ou moins désorganisées. Les cavités cardiaques contiennent des concrétions fibrineuses.

Le sujet observé par Thungel présentait une sténose considérable et des caillots fibrineux rouge-brun, assez fermes et adhérents à l'endocarde.

Enfin, dans l'observation de M. Proust, la nécropsie permet de constater l'état athéromateux des valvules cardiaques et, dans l'aorte, de nombreuses plaques athéromateuses érodées et ulcérées.

Il est donc à peu près certain que, dans la très-grande majorité des cas, c'est du cœur que partent les emboles des vertébrales; une concrétion fibrineuse, un débris de valvule, de végétation cardiaque, un fragment de plaque athéromateuse détachés par l'ondée sanguine, seront lancés par le ventricule gauche dans ces artères qu'ils iront oblitérer.

Pourtant, si telle doit être l'origine la plus fréquente de l'embolie qui nous occupe, il n'est pas douteux non plus que chacune des causes productrices de l'embolie en général ne puisse, dans quelques cas, déterminer aussi l'obstruction embolique des artères vertébrales. Or, parmi les causes d'embolie, autres que celles d'origine cardiaque, nous croyons ne pas nous éloigner de la vérité en plaçant la thrombose au premier rang. Les flexuosités que décrit la portion cervicale des artères vertébrales sont, en effet, trop accusées et l'extrême mobilité des parties qu'elle parcoure est trop favorable à la dissociation ou à la mobilisation du caillot autochtone formé dans ce trajet, pour que nous ne soyons pas autorisé, même en l'absence de preuves anatomo-pathologiques, à donner à la thrombose de ces vaisseaux une place relativement importante dans l'étiologie de l'embolisme de leur extrémité encéphalique.

Si, pour les raisons que nous venons de donner, nous admettons que la thrombose des vertébrales du cou puisse être une cause relativement fréquente de l'embolie de leur partie bulbaire, nous sommes porté à croire au contraire, que l'obstruction embolique des vertébrales intracrâniennes par des corps de la nature de ceux qu'ont observés Bud, Wanderlich et Tudicum, tels que protoscolexes de cysticerques et globules blancs sanguins, sera une exception tout aussi rare pour les artères du bulbe que pour celles des autres régions.

Quant aux embolies pigmentaires qui surviendraient chez des sujets intoxiqués par le miasme paludéen, aux embolies graisseuses qui surviendraient chez des sujets cachectiques; et surtout aux embolies gazeuses (1), dont l'étiologie n'est pas indiquée, nous ne les signalons que pour exprimer un doute à propos de leur existence.

(1) L'Allemagne est le pays qui a vu naître cette singulière variété, cette embolie de nouvelle espèce dans laquelle le corps obturant serait formé par les gaz du sang isolés de ce liquide sous forme de bulles.

Pour faire accepter cette théorie, nous pensons qu'il faudrait d'abord prouver l'existence de l'embole gazeux que MM. Virchow, Panum et Ballont en effet invoquée, mais non démontrée, pour expliquer la mort subite survenant

Fig. 4.

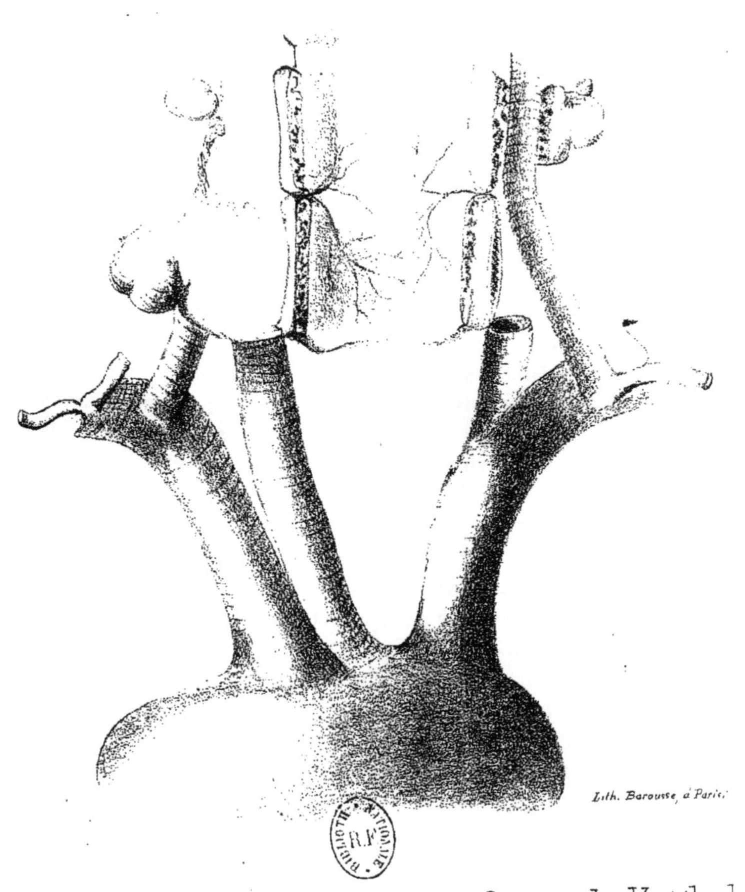




Face postérieure de la crosse aortique. — Origine des Vertébrales

Si, au début même de ce travail, nous avons été assez frappé du nombre très-restreint des faits d'embolie vertébrale consignés dans la science, pour avoir tenté de rapporter cette pénurie à plusieurs causes au nombre desquelles nous signalions la rareté même de l'embolie, — rareté due sans doute à la récurrence de ces artères par rapport aux troncs d'où elles naissent, — nous n'avons pas été moins vivement surpris, plus tard, de la constatation de ce fait que, dans tous les cas, la lésion siégeait à gauche.

Ne faut-il voir dans cette fréquence relative de l'embolie à gauche qu'une affaire de pur hasard ? nous ne le pensons pas, et nous estimons que cette sorte de prédilection de l'embole pour la vertébrale gauche trouve une explication très-vraisemblable dans la disposition anatomique de cette artère.

Dans nos considérations anatomiques nous notions simplement ce fait, — nous proposant d'y insister plus longuement lorsque nous traiterions de l'étiologie, — à savoir que la vertébrale gauche, généralement plus volumineuse que la vertébrale droite, naissait à l'extrémité de la portion verticale de la sous-clavière, avant que ce tronc se soit infléchi; tandis qu'à droite, la vertébrale se détachait de la sous-clavière presqu'au niveau du sommet de la courbe que décrit cette artère, c'est-à-dire en un point où son trajet se rapproche très-sensiblement de l'horizontale.

C'est dans cette différence de direction que présente l'axe des sous-clavières à droite et à gauche, au point où la vertébrale correspondante s'en détache, que gît, croyons-nous, la cause unique de la prédominance de l'embolie à gauche.

La disposition anatomique sur laquelle nous venons d'insister est très-nettement accusée sur la figure 4 que nous devons à l'obligeance de notre ami Pathault. On voit, sur cette figure, que l'obliquité des deux vertébrales étant à peu près la même de chaque côté par rapport à l'axe rachidien, par suite de l'incurvation beaucoup plus précoce de la sous-clavière droite, l'angle ouvert en dedans que fait la vertébrale avec son tronc d'origine est beaucoup plus aigu à droite qu'à gauche. En d'autres termes, la récurrence des colonnes sanguines qui parcourent les vertébrales est beaucoup plus marquée à droite qu'à gauche.

à la suite de l'introduction de l'air dans les veines; et, ensuite, expliquer comment peut s'accomplir cet isolement spontané des gaz du sang dans le système vasculaire.

Dans de telles conditions, il est clair que la majorité des emboles lancés par le ventricule gauche dans le tronc brachio-céphalique pénétreront dans la carotide qui est en quelque sorte son prolongement, tandis que, du petit nombre de ceux qui suivront le trajet de la sous-clavière, quelques-uns seulement pourront, par exception, s'engager dans la vertébrale droite. Mais, à gauche, la sous-clavière se trouve déjà mieux placée dans la direction de l'ondée cardiaque et par conséquent reçoit un nombre d'emboles plus considérable que celui qui échoit à la sous-clavière droite ; d'autre part, la vertébrale gauche, plus volumineuse, ayant une récurrence moins accusée que celle du côté droit, il est évident que les corps migrateurs qui pénétreront dans la sous-clavière s'y engageront avec beaucoup plus de facilité ; de là la fréquence relative des embolies à gauche (1).

En tout cas, jusqu'à ce que de plus nombreuses observations viennent confirmer notre explication, nous ne voulons lui accorder d'autre valeur, quelle que soit sa vraisemblance, que celle d'une hypothèse reposant seulement sur un petit nombre de faits; de plus, nous n'oublions pas que si ces considérations anatomiques ont un certain intérêt, il est d'autres causes qui nous sont inconnues et dont l'importance est tout aussi incontestable; sans cela, en effet, on comprend mal, par exemple, que les branches de l'aorte thoracique soient celles qu'obturent le plus

(1) Depuis longtemps déjà on avait signalé une semblable prédominance de l'embolie dans le côté gauche du cerveau, et Rhül, pour expliquer ce fait, avait invoqué la situation plus favorable de la carotide gauche dont l'axe, suivant lui, correspondait à la direction du courant aortique, tandis que celui du tronc innominé faisait avec lui un angle assez sensible. Or, s'il est très-vrai que la carotide gauche se trouve un peu mieux que le tronc innominé dans la direction de l'ondée venue du cœur gauche, il ne faut pas oublier non plus que le tronc brachio-céphalique s'abouche avec l'aorte par une ouverture beaucoup plus grande que celle de la carotide, de telle sorte que la différence dans la quantité de sang reçue par chacun de ces troncs doit rétablir à peu près l'équilibre, eu égard à l'embolie.

Ces prévisions sont d'ailleurs entièrement justifiées par l'observation très-étendue d'Oppolzer qui, appuyé sur un grand nombre de faits, a donné, pour l'embolie cérébrale, une proportion précisément inverse à celle qui est généralement acceptée; au dire de Hirtz et Strauss, cet observateur a vu que, le plus souvent, la lésion siégeait dans le lobe droit du cerveau.

souvent les emboles venus du cœur gauche, alors que les artères nées de la crosse aortique sont bien mieux placées dans la direction de l'impulsion cardiaque et leur offre, par conséquent, une voie beaucoup plus facile.

## CHAPITRE III.

### ANATOMIE ET PHYSIOLOGIE PATHOLOGIQUES.

Les caillots emboliques des artères vertébrales n'offrent rien de particulier. Comme ceux qu'on rencontre dans les autres parties du système vasculaire, ils sont rouges et mous, ou bien plus ou moins décolorés et d'une consistance plus ou moins ferme suivant leur âge. Généralement sans adhérence avec les parois des vaisseaux qu'ils obturent, les caillots migrateurs peuvent souvent encore être adaptés à un thrombus éloigné, de même structure, qui a été fragmenté par le courant sanguin ; c'est là, quand il existe, un caractère anatomo-pathologique précieux qui différencie les bouchons emboliques de ceux qui sont formés sur place.

Enfin, tandis que dans l'embolie, s'il y a lésion des parois vasculaires, ce n'est généralement qu'au niveau du corps oblitérant qu'elle existe, dans la thrombose, au contraire, les altérations des vaisseanx sont la règle, non-seulement au niveau de l'oblitération, mais aussi, en avant et en arrière de ce point.

Tels sont, très-sommairement indiqués, les caractères anatomiques des caillots emboliques et les signes qui les différencient des caillots autochthones.

Mais, si, dans un travail comme le nôtre, l'étude anatomo-pathologique du caillot et de l'artère oblitérée n'offre qu'un intérêt secondaire, il n'en est pas de même des altérations du bulbe consécutives à l'ischémie que détermine dans cet organe l'embolie des vertébrales. Si l'on considère, en effet, que l'embolie des vertébrales intracrâniennes ne se révèle au dehors que par les troubles fonctionnels du centre nerveux qu'elles desservent, et que, d'un autre côté, dans aucun cas, à part celui de M. Proust, l'examen microscopique du bulbe n'a été fait, on comprendra tout l'intérêt qui s'attache à l'étude de ces altérations et pourquoi, par conséquent, nous accordons à leur description la plus large place de ce chapitre.

Dans cette observation unique d'embolie vertébrale où le bulbe a été, de la part de M. Charcot, l'objet d'un examen microscopique, on constata des lésions absolument semblables à celles du ramollissement cérébral. « M. Charcot, est-il dit dans l'observation, a cherché si la substance médullaire n'était pas altérée au niveau de ces artères oblitérées, qui sont les artères nourricières du bulbe. Des fragments pris au niveau du plancher du quatrième ventricule, non loin des noyaux d'origine de l'hypoglosse, du spinal et du facial, ont laissé voir au microscope des corps granuleux et des oblitérations semblables à celles qu'on trouve dans le ramollissement cérébral ischémique. »

L'analogie de la composition chimique et des éléments anatomiques du cerveau et du bulbe pouvait, d'ailleurs, jusqu'à un certain point, faire prévoir ce résultat de l'embolisme bulbaire. Il est vrai que dans la moelle où l'identité est presque absolue avec le bulbe au point de vue chimique et histologique, le processus nécrobiotique est si rare qu'il est contesté; mais, ici, c'est, croyons-nous, dans la disposition de la circulation qu'il faut chercher la cause de ce résultat de l'ischémie, résultat tout différent pour la moelle et pour son prolongement bulbaire.

Comme le fait très-judicieusement observer M. Joffroy (1), le bulbe, au point de vue de la circulation, se rapproche beaucoup plus du cerveau que de la moelle. Ainsi, tandis que les troncs qui portent le sang à la moelle sont très-nombreux, ceux qui desservent le cerveau et le bulbe le sont beaucoup moins : dans la moelle allongée, par exemple, les vertébrales sont la source unique à laquelle viennent s'alimenter les petites artères qui pénètrent dans ce centre nerveux. Dans de telles conditions, il est évident que, si dans la moelle, l'oblitération d'un des troncs artériels est facilement compensée par le développement d'une circulation collatérale, ici, au contraire, le même accident est éminemment favorable à la production de l'infarctus.

Ces diverses considérations, et avant tout, l'examen anatomo-pathologique de M. Charcot, nous permettent d'affirmer que si, — comme cela semble résulter des expériences de M. Vulpian (2), — le bulbe résiste mieux que les autres centres nerveux à la privation de sang oxygéné, il

(1) Leçons sur la physiologie générale du système nerveux. 1866.

(2) Sur un cas de paralysie labio-glosso-laryngée à forme apoplectique d'origine bulbaire; par A. Joffroy. Gazette médicale de Paris. 1872.

n'en subit pas moins, — peut-être un peu plus tard, — les mêmes conséquences, c'est-à-dire que le ramollissement nécrobiotique est pour le cerveau, comme pour le bulbe, le résultat presque fatal de l'obstruction artérielle.

Le premier phénomène consécutif à l'obstruction des vaisseaux bulbaires est un changement de couleur dans les parties ischémiées. La coloration blanche anormale, qu'il serait si naturel de constater dans le territoire desservi par l'artère devenue imperméable, ne sera, sans doute ici comme au cerveau, qu'une rare exception et, le plus souvent, ce sera une coloration rouge que présentera la partie malade.

Pour expliquer cette hyperémie siégeant en un point où l'abord du sang artériel est empêché, on a invoqué le développement d'une circulation collatérale compensatrice; mais, comme le fait remarquer M. Proust (1), si telle était la cause de la coloration rouge, la teinte devrait être d'autant plus prononcée que la partie examinée se trouverait plus près des limites de la lésion; or, très-souvent, sinon le plus souvent, c'est précisémsnt l'inverse qu'on observe : la périphérie est de couleur normale et le centre très-fortement teinté en rouge.

C'est à Cohnheim (2) qu'on doit d'avoir fait connaître la cause et le mécanisme de la coloration rouge du territoire ischémié.

Cohnheim remarqua, dans de nombreuses expériences qu'il fit sur la langue de la grenouille, que toutes les fois qu'il y avait une anastomose, même la plus petite, entre le corps obturant et les capillaires, elle ne tardait pas à se dilater, et que la circulation se rétablissait dans les capillaires de l'artère oblitérée. Toutes les fois, au contraire, qu'il n'y avait point d'anastomose dans le bout inférieur de l'artère oblitérée, à laquelle, dans ce cas, cet expérimentateur donne l'épithète de terminale, il constatait, quelques instants après, dans la veine principale du domaine de cette artère, à partir du point où venait s'aboucher la première veinule collatérale, un mouvement rhythmique de va-et-vient qui se propageait bientôt à travers les capillaires, dans l'artère, jusqu'au point oblitéré. Quelques heures plus tard, ce domaine vasculaire présentait un engorgement visible à l'œil nu.

(1) Etude critique sur le ramollissement et l'hémorrhagie cérébrale. Archives de médecine et de chirurgie. 1867.

(2) Untersuch. über die embolischen processe, mit 1. Tafel, Berlin, 1872.

Le mécanisme de cet engorgement s'explique, suivant Cohnheim, par la différence de la pression sanguine dans *l'artère terminale* et dans la veine de son territoire : dans celle-là, la pression est à 0, tandis que dans les veines, au niveau des anastomoses, elle est positive quoique faible. Dans de telles conditions, on comprend que le sang veineux tende à refluer dans le bout inférieur de l'artère jusqu'à ce qu'il y ait équilibre de pression (1).

Quant au pointillé rouge qui parsème très-souvent la partie engorgée, Cohnheim a pu voir qu'il était dû à la présence de petits amas de globules rouges extravasés et placés çà et là autour des capillaires et des petites veines. Ces petites hémorrhagies que, dans toutes ses expériences, l'auteur voyait apparaître du troisième au quatrième jour, ne sont point pour lui le résultat d'une pression exagérée ; le mode suivant lequel se développe l'engorgement et l'absence de toute trace de plasma dans ces diapédèses ne permettent pas cette explication ; ces extravasations, remarque-t-il, sont dues à l'influence fâcheuse qu'exerce sur la paroi vasculaire l'absence d'irrigation sanguine, « elle devient incapable de retenir le sang, alors même qu'elle paraît morphologiquement intacte. »

Quoi qu'il en soit, le mécanisme de cet engorgement, démontré par l'expérimentation, rend très-bien compte de la coloration rouge et de la disposition qu'elle affecte dans le territoire de l'artère oblitérée. Il explique aussi pourquoi dans certains organes, tels que le bulbe, le caveau, le rein, etc., dont les sources artérielles sont assez peu multipliées pour rendre facile la réalisation de l'*artère terminale* et dont les veines, complètement dénuées de valvules, permettent le reflux du sang dans la partie ischémiée ; pourquoi, disons-nous, l'infarctus hémorrhagique est la conséquence ordinaire de l'oblitération artérielle ; tandis que, dans d'autres organes, la moelle, par exemple, où l'apport du sang se fait par de nombreuses voies, le processus nécrosique, suite d'ischémie, est encore à démontrer.

(1) Virchow avait prévu ce mécanisme de la fluxion consécutive à l'oblitération artérielle ; la couleur rouge de la partie desservie par le rameau oblitéré était, pour cet observateur, le résultat d'un mouvement rétrograde du sang dans les capillaires, sous l'influence de la pression devenue relativement plus considérable dans les veines du voisinage (Lancereaux, thèse de Paris, 1862).

En même temps qu'apparaît cette modification de la couleur du territoire de l'artère oblitérée, apparaît aussi une diminution de sa consistance, qui déjà très-appréciable vers le deuxième jour, marche parallèlement au processus nécrosique dont elle est la conséquence, et qui, vers le quatrième jour, est assez prononcée pour permettre, à l'aide d'un filet d'eau, la dissociation complète de la partie malade.

La coloration primitivement rouge subit elle-même divers changements dus aux progrès de la nécrobiose, et ce sont ces modifications de la couleur qui ont permis de diviser le ramollissement en trois stades : un premier stade ou de ramollissement rouge correspond à l'engorgement du début; un second stade ou de ramollissement jaune correspond à l'infiltration de la myéline des éléments nerveux par des granulations graisseuses, et enfin un troisième stade ou de ramollissement blanc, correspond à la disparition complète des éléments nerveux qui sont remplacés par des granulations et des gouttelettes graisseuses. A cette période, il n'y a plus dans le foyer qu'une pulpe lactée, plus liquide que solide, dans laquelle sont suspendus des flocons blanchâtres.

Comme le stade de ramollissement blanc ne se rencontre qu'au bout de plusieurs mois, et qu'il résulte de nos observations que dans tous les cas, la mort a suivi de près l'oblitération embolique des vertébrales, il est très-probable que cette période du travail nécrosique ne s'observera qu'exceptionnellement dans le bulbe.

A ces trois stades du processus nécrobiotique, on pourrait en ajouter un quatrième, celui de cicatrisation. Dans cette dernière phase de la nécrose nerveuse, — qui d'ailleurs se rencontrera tout aussi exceptionnellement dans la moelle allongée que la précédente, — on remarque non-seulement des phénomènes d'absorption, mais aussi des phénomènes de néoformation ; il y a une prolifération très-active de la névroglie qui enkyste le foyer et le comble souvent en formant les plaques jaunes ocreuses et les infiltrations celluleuses qu'on rencontre à la surface et dans l'épaisseur de l'encéphale.

En somme, s'il résulte, et des considérations que nous avons exposées sur la circulation du bulbe, et de l'examen nécroscopique de cet organe pratiqué, dans un cas de mort par embolie vertébrale, que les phénomènes anatomo-pathologiques consécutifs à l'ischémie sont identiques pour le bulbe et pour le cerveau, il n'est pas moins certain non plus, — et cela ressort de la lecture des faits signalés, — que la mort à courte échéance étant la terminaison ordinaire de l'oblitération des artères bulbaires, on rencontrera, dans la moelle allongée, seulement les deux premiers stades du ramollissement : l'infarctus hémorrhagique qui est la conséquence immédiate de l'oblitération artérielle du bulbe et l'infiltration granulo-graisseuse qui se montre environ trente-six heures après le début de l'accident (Prevost et Cotard) (1).

---

# CHAPITRE IV.

## SYMPTOMATOLOGIE.

Comme toutes les embolies viscérales, celles des artères vertébrales intra-crâniennes ne se traduisent au dehors que par les troubles fonctionnels de l'organe pour lequel elle supprime la circulation. Or, comme le bulbe est l'organe où se trouvent les centres réflexes de la déglutition, de la phonation, de la mastication, de l'expression mimique, de la respiration, et, en partie, le centre vaso-moteur (Ludwig et Thyry), il est clair que l'ischémie bulbaire, suivant son étendue, pourra déterminer des troubles plus ou moins accusés dans tous ou quelques-uns seulement de ces centres d'action automatique. Nous trouverons, en définitive, plus ou moins complété, comme signes d'embolisme bulbaire, le groupe symptomatique de l'atrophie chronique des cellules nerveuses que M. Duchenne (de Boulogne) a signalé le premier et a désigné sous le nom de paralysie labio-glosso-laryngée.

Le fait observé par M. Proust offre le plus bel exemple que nous ayons des effets possibles de l'embolie des vertébrales intracrâniennes. La vertébrale gauche du sujet de cette observation était complétement oblitérée depuis son entrée dans le crâne jusqu'à 1 centimètre et demi du tronc de la basilaire, et l'ischémie qui en résulte dessine avec la plus grande netteté une partie des fonctions physiologiques dévolues à la région infra-bulbaire.

Le malade présentait une hémiplégie gauche ou plutôt une parésie

(1) Recherches physiologiques et pathologiques sur le ramollissement cérébral. Paris, 1866.

des membres supérieur et inférieur du côté gauche avec hyperesthésie de ce même côté; or, l'expérimentation physiologique nous enseigne que les lésions unilatérales de la région de l'entre-croisement produisent une hémiplégie tantôt directe, tantôt croisée, ou bien une parésie des membres d'un seul côté ou des deux à la fois, et, dans le domaine de la sensibilité, une hyperesthésie directe avec anesthésie croisée.

Il n'y eut ni perte de connaissance ni convulsions des membres parésiés; mais l'hypoglosse, le facial inférieur et le spinal furent intéressés : « Les traits, — est-il dit dans l'observation, — sont déviés et la commissure de la bouche légèrement tirée du côté droit. L'orbiculaire des paupières du côté gauche n'est point paralysé. La langue est déviée à gauche; ses mouvements sont embarrassés. »

La lésion du spinal est non moins nettement indiquée que celle des septième et douzième paires : la malade parle à voix basse, les mouvements du cœur sont tumultueux et la déglutition devenue impossible permet l'accumulation de mucosités dans l'arrière-bouche. L'orifice glottique n'est plus qu'incomplétement fermé, parce que ne fonctionnent plus les muscles constricteur supérieur du pharynx et crico-thyroïdien, qui, tous deux, sont innervés par le spinal, le premier par l'intermédiaire du rameau pharyngien, le second par la branche externe du laryngé supérieur. Aussi, lorsque le malade tente de boire du bouillon, une partie du liquide passe dans les voies aériennes et détermine de violents accès de suffocation.

D'un autre côté, l'insensibilité du voile du palais prouve que la lésion n'a point épargné le trijumeau, et permet de supposer que très-probablement l'impossibilité de la déglutition tient non-seulement à la paralysie des nerfs moteurs qui président à cette fonction, mais aussi à l'anesthésie partielle du trifacial.

MM. Waller et Prevost (1) ont, en effet, montré, par des expériences récentes, que les impressions périphériques capables de déterminer les phénomènes de déglutition étaient portées au bulbe par le trijumeau et le laryngé supérieur. Le trijumeau, suivant ces physiologistes, préside à la sensibilité du voile du palais, tandis que le laryngé supérieur innerve la muqueuse de l'épiglotte, les replis aryténo-épiglottiques, les

(1) Archives de physiologie. 1870.

bords supérieurs de l'ouverture laryngée et surtout la muqueuse qui recouvre les cartilages corniculés. Le trijumeau, comme conducteur d'excitations centripètes, préside, par conséquent, au second temps de la déglutition, tandis que le laryngé supérieur, tout en déterminant, par voie réflexe, des mouvements de déglutition, a plus spécialement pour fonction d'arrêter le diaphragme en expiration et de déterminer l'occlusion glottique : deux effets qui s'ajoutent pour interdire aux parcelles alimentaires l'entrée des voies respiratoires.

« Quand on commande à la malade de prendre de la main gauche un objet quelconque placé sur sa table de nuit, elle lance le bras dans cette direction, heurte et renverse l'objet qu'elle veut prendre, le roule en tous sens avant de pouvoir le saisir, et le laisse tomber quand elle veut l'approcher de sa bouche. » Cette incoordination des mouvements s'explique par la lésion du cervelet : « La cérébelleuse postérieure et inférieure est oblitérée dans toute son étendue ; les rameaux qui en partent pour pénétrer dans le bulbe sont également remplis, et le lobe gauche du cervelet présente des points de ramollissement. »

Enfin, le mal envahit le noyau du nerf vague et la vie devient impossible : le pouls monte à 112 ; il y a du hoquet et le malade succombe.

Dans les deux observations qui suivent, il y a une lésion encéphalique dont les symptômes masquent ceux de la lésion bulbaire, et nous croyons qu'il est à peu près impossible d'utiliser ces deux faits pour l'étude symptomatologique de l'embolie des artères vertébrales intracrâniennes.

Le cas observé par M. Taylor présentait un intérêt tout particulier, précisément à cause de l'isolement de l'embolie vertébrale; mais, les nombreuses lacunes qu'offre l'examen symptomatique du malade nous rendent très-difficile l'interprétation de ce fait.

Le sujet de cette observation fit une chute sur la poitrine, il eut une dyspnée considérable et, après quelques jours, une vive douleur siégeant au côté gauche de l'occiput et s'étendant le long du cou. Cette douleur avait complètement disparu, quand, subitement, le malade ressentit de l'engourdissement dans le côté droit et s'aperçut qu'il ne pouvait plus déglutir.

Dans cette observation intitulée : Paralysie du glosso-pharyngien, aucun trouble n'est signalé du côté de l'hypoglosse, du facial inférieur ni du spinal — dans sa partie vocale du moins. — L'auteur note simplement « une impossibilité complète de déglutir malgré les efforts extrêmes du malade et une dilatation de la pupille droite qui pourtant reste sensible à la lumière. » Nous avouons ne rien avoir ici qui puisse légitimer ce diagnostic. En effet, il n'est point dit qu'on ait exploré la sensibilité gustative de la partie postérieure de la langue et, en définitive, c'est là la seule fonction bien établie de la neuvième paire.

Quoi qu'il en soit et quelle que soit l'opinion qu'on ait sur la nature du glosso-pharyngien, qu'on admette avec MM. Cl. Bernard, Vulpian et Chauveau que ce nerf est mixte ou, avec Longet, qu'il est purement sensitif, on ne peut, appuyé seulement sur ce symptôme, impossibilité de déglutir, conclure à la paralysie du glosso-pharyngien. La section de ce nerf, en effet, de l'avis des physiologistes qui admettent sa nature mixte, ne trouble que fort peu la fonction de la déglutition (expérience de Chauveau sur le cheval); et les expériences de MM. Waller et Prevost prouvent que, comme nerf de sensibilité ordinaire, allant déterminer dans le bulbe le phénomène réflexe de déglutition, le nerf nauséeux ne joue, contrairement à ce qui était généralement admis, qu'un rôle sans importance (1); ce sont, comme nous l'avons déjà dit, les nerfs trifacial et laryngé supérieur qui sont chargés de cette fonction.

Nous ne voyons guère ici qu'une lésion partielle du spinal qui puisse rendre compte et de l'impossibilité de déglutir et du reflux par le nez du liquide que le patient tente d'avaler.

Si nous songeons, en effet, que Hein a démontré par l'expérimentation physiologique que les muscles péristaphylins internes, pharyngo-palatins et palato-staphylins sont innervés par le rameau pharyngien du nerf vague, et que Burckhard, de son côté, a constaté directement que ce rameau pharyngien était presque exclusivement formé par des filets du spinal, nous comprendrons qu'une lésion partielle du noyau d'origine de la onzième paire puisse produire les troubles que M. Taylor a observés chez son malade.

(1) Tandis que l'excitation du glosso-pharyngien ne produit chez le chien et le chat que de très-rares mouvements de déglutition, et, chez le lapin, seulement des secousses de toux, l'excitation du trijumeau et du laryngé supérieur produit, au contraire, d'une façon presque continue des mouvements rhythmiques de déglutition.

« La pupille droite, — dit l'observateur, — était dilatée et sensible à la lumière »; n'y avait-il pas là plutôt un rétrécissement de la pupille gauche analogue à celui qu'on observe du côté lésé chez les animaux auxquels on pratique l'hémisection du bulbe.

La lésion bulbaire eut-elle, chez ce malade, du retentissement vers le cœur? Quels furent les phénomènes qui précédèrent la mort? L'observation reste muette sur tous ces points (1).

Il est évident que les troubles fonctionnels que nous venons de signaler comme la conséquence de l'oblitération embolique des artères vertébrales, — troubles qui d'ailleurs peuvent se combiner encore de bien d'autres façons — ne sont point pathognomonique de cette maladie. Déterminé par l'atrophie chronique des cellules qui composent les noyaux d'origine des nerfs bulbaires, cet ensemble symptomatique, qu'on a vu succéder à un traumatisme (2), se rencontre aussi dans la thrombose et l'hémorrhagie du bulbe. Pour donner des preuves à l'appui de cette assertion nous reproduisons les observations suivantes :

Analyse de deux des observations recueillies par Chalmers dans le service du Dr Wilks (Guy's hospital Reports, vol. XV, 1869).

1° Dominique K., maçon, âgé de 31 ans, entre à l'hôpital le 19 août 1867.

Cet homme a toujours joui d'une bonne santé jusqu'en juillet dernier, époque à laquelle il s'aperçut un matin, au moment de se lever, que ses membres supérieurs et inférieurs, surtout ceux du côté gauche, étaient paralysés, bien que la veille le malade se fût couché en parfaite santé. La porole et la déglutition étaient également affectées.

Les symptômes s'amendent assez pour lui permettre de marcher à l'aide

(1) Outre les lacunes qu'offre la symptomatologie, nous signalerons aussi les desiderata de l'examen nécroscopique. Le cœur n'a pas été examiné, de telle sorte qu'on ignore la source de l'embolie. Le caillot, est-il dit, oblitérait complètement la vertébrale gauche; mais, l'étendue dans laquelle l'artère était oblitérée n'est point indiquée. Or, au point de vue de l'embolisme bulbaire, on comprend de quelle importance est ce détail anatomo-pathologique. Les vertébrales sont en effet la source où viennent s'alimenter les petites artères du bulbe, de sorte que, suivant le niveau et l'étendue de l'oblitération, l'ischémie, plus ou moins étendue, portera sur des parties différentes du bulbe, et par conséquent déterminera des troubles fonctionnels dont l'intensité et la forme varieront.

Nous regrettons d'autant plus cette insuffisance symptomatologique et anatomo-pathologique que cette observation nous offrait, nous le redisons, un intérêt tout particulier, précisément à cause de l'isolement parfait de la lésion bulbaire.

(2) Bordier, cité par Dechery. Thèse de Paris. 1870.

d'un bâton; il peut même se tenir debout sur la jambe droite sans soutien étranger, mais cette même station lui est impossible avec le membre inférieur gauche, dont l'articulation fémoro-tibiale est raide.

La mastication et la déglutition sont très-difficiles, et ce n'est qu'avec lenteur que la langue est tirée en avant et en arrière.

La partie supérieure de la face est normale, tandis que la partie inférieure est paralysée et manque complètement d'expression. Le malade est dans l'impossibilité de siffler, et sa bouche entr'ouverte laisse écouler la salive; la parole est incompréhensible.

Les urines ne s'écoulent que lentement, et, chaque fois que le malade veut uriner, l'expulsion se fait attendre quelques minutes.

Pas d'albumine dans les urines.

2 septembre. Il y a un peu d'amélioration: la parole est un peu plus compréhensible. Sentiment de constriction à la gorge.

Le 23. Même état de la parole; la salive ne s'écoule plus au dehors.

26 octobre. Il y a peu de changement. L'examen laryngoscopique permet de constater le jeu normal des lèvres glottiques pendant les deux temps de la respiration et leur immobilité presque complète pendant les efforts de toux. Les efforts accomplis par le malade dans le but de tousser n'aboutissent qu'à produire un faible bruit saccadé d'expiration, ce qui est dû, sans doute, à l'incoordination des rubans vocaux qui, pourtant, fonctionnent dans l'acte de la parole. (This was probably due to a loss of coordination, as the vocal cords could be moved during speech.)

Au commencement de l'année suivante, admis de nouveau à l'hôpital, où il reste environ deux mois, il traîne encore la jambe, mais son état s'est assez amélioré pour qu'il puisse se promener sans aide. Les mouvements du bras sont plus faciles, et la parole qui s'accompagne de contorsions du visage est beaucoup plus intelligible qu'autrefois.

Au laryngoscope, on constate l'immobilité complète de la corde vocale du côté gauche et le peu d'étendue des mouvements de celle du côté opposé.

Il semble que le malade peut soulever le voile du palais.

2° John O., marin, est admis, en février 1869, dans le service du Dr Wilks.

Ce malade aurait eu, pendant un séjour à Segapore, ce qu'on appelle un coup de soleil. Treize mois après, pendant son voyage de retour, il fut pris, sans perte de connaissance, d'une attaque de paralysie de tout le côté gauche, y compris la face. Il revenait graduellement à la santé, lorsque, au bout de six semaines, il eut une nouvelle attaque semblable à la première.

Cet homme était tempérant, n'avait jamais eu la syphilis, et présentait, outre les troubles labio-glosso-laryngés, une parésie des membres inférieurs qui lui permettait à peine la station debout; ses membres supérieurs étaient également très-affaiblis.

A son entrée à l'hôpital, il ne pouvait articuler aucun mot; mais, quelques jours après, on pouvait, jusqu'à un certain point, interpréter les bruits qu'il faisait entendre. Ses efforts pour parler — efforts qui n'abontissaient qu'à quelques mots sans signification — étaient un spectacle pénible, et, quoiqu'il pût, comme nous l'avons dit, faire entendre quelques sons inarticulés, il lui était pourtant complètement impossible de tousser.

Les mouvements respiratoires étaient normaux, et l'air pénétrait bien dans le poumon; mais, de temps en temps, il soupirait, comme s'il eût éprouvé quelque embarras du côté des voies de la respiration.

Les nerfs faciaux sont partiellement paralysés: il ne peut rapprocher ses lèvres pour siffler, et la prononciation des lettres labiales et de certaines autres, le K, par exemple, lui est impossible.

Il ne pouvait ni parler, ni avaler, et la garde-malade, pour le nourrir, était obligée de porter les aliments sur le dos de la langue, au moyen d'une cuiller. Il bavait beaucoup et la salive coulait continuellement aux deux angles de la bouche.

L'examen de la gorge montre le palais immobile pendant la respiration (On examining the throat there was no movement of the palate when he drew in his breath).

Ce n'est qu'avec lenteur qu'il tire très-faiblement la laugue en avant.

L'intelligence est intacte.

On l'envoie à ses amis dans l'ouest de l'Angleterre.

Observation d'hémorrhagie bulbaire (recueillie dans le service de M. Proust).

X..., couturière, âgée de 33 ans, est entrée à l'hôpital, le 3 février 1870, pour une hémiplégie du côté droit et des troubles de la parole et de la phonation. Elle était mariée et mère de famille, d'ailleurs bien portante depuis de longues années. Elle avait eu, environ quinze ans auparavant, une attaque de rhumatisme articulaire aigu, qui ne lui avait laissé aucune trace organique, et c'est la seule maladie un peu sérieuse qu'elle ait jamais éprouvée.

Les premiers troubles cérébraux remontent au commencement de 1869. Elle fut prise alors, sans cause apparente, de douleurs frontales opiniâtres, parfois assez violentes pour l'empêcher de dormir. Ces douleurs revenaient à peu près régulièrement tous les soirs, et ne s'accompagnaient d'aucun phénomène insolite, comme vertige, fourmillement, perte de connaissance, de convulsions. On lui donna de l'iodure de potassium, quoiqu'elle n'ait jamais présenté les traces de manifestations syphilitiques.

Un soir des premiers jours de juin, elle se couche bien portante, et le lendemain, à son réveil, se trouve paralysée du côté droit; la figure n'avait subi aucune déviation, la parole n'était pas gênée. Deux mois après, la paralysie avait disparu, et la malade pouvait reprendre ses travaux de couture, gagnant des journées aussi bonnes qu'avant l'accident. Les maux de tête persistaient.

Dans la soirée du jour de Noël, elle va accompagner des personnes de sa famille à la gare de Lyon : il faisait très-froid. Elle passe une assez bonne nuit, et, comme au mois de juin, elle se réveille paralysée. Mais, cette fois, elle ne peut parler; la figure est tirée du côté gauche; la déglutition est gênée; elle ressent un grand engourdissement aux membres du côté droit. Dans la journée, elle va voir un médecin, qui lui ordonne un purgatif.

Ceci se passait le 26.

Le 27, au matin. Hémiplégie complète; parole abolie; déglutition des plus difficiles; bouche entr'ouverte, ne pouvant ni s'ouvrir davantage, ni se fermer; douleurs très-vives dans les masséters; vue affaiblie du côté droit; aucune douleur de tête; urination involontaire; constipation.

Nous l'avons vue dans cet état; nous avons pu constater les limites de la paralysie. Le côté gauche du corps ne présentait rien d'anormal. La sensibilité était fort peu diminuée à droite, conservée à peu près intacte sur tous les points de la face : aux lèvres, à la langue, au voile du palais. Nous avons pu voir diminuer et cesser complètement l'incontinence d'urine, ainsi que le trouble léger de la vue.

Rien n'était plus singulier que l'aspect de la figure de cette malade : la partie supérieure mobile, agitée, riant et pleurant; la partie inférieure à peine ridée par quelques contractions, et ne traduisant en aucune manière les affections morales; la lèvre pendante et couverte de salive; la bouche ouverte, tirée aux commissures, laissant apercevoir les arcades dentaires légèrement écartées, la mâchoire inférieure, enfin, n'exécutant que de très-courts mouvements. Dans cet état, elle ne pouvait ni souffler, ni siffler, ni donner un baiser.

A la langue, paralysie peut-être plus complète; difficulté extrême de la soulever au-dessus du plancher de la bouche; impossibilité de la creuser en gouttière, de la tirer au dehors, de l'appliquer à la voûte palatine de la pointe à la base.

Le voile du palais et le pharynx étaient atteints, mais fort légèrement. La lésion ne se traduisait ici que par le nasonnement et par une certaine paresse à se contracter sous l'influence de l'irritation directe. Jamais les aliments ne sont revenus par les fosses nasales.

Il était plus difficile d'apprécier l'état du larynx. Comme il n'y a pas eu de dyspnée, nous pouvons affirmer que la glotte est toujours restée libre, et que, par conséquent, les muscles dilatateurs n'ont point été paralysés. Il n'en a pas été de même des constricteurs. La voix était facile, mais basse, rauque, nasillarde et monotone. Nous avons cherché, mais en vain, à lui faire parcourir les divers tons de la gamme, à la faire chanter; malgré tous ses efforts, la voix sortait toujours identique. De cette aphonie, n'est-il pas légitime de conclure que la malade ne pouvait modifier l'ouverture glottique, tendre ou relâcher volontairement les cordes vocales?

En présence d'une paralysie aussi étendue, frappant des deux côtés des muscles si divers, que pouvions nous admettre comme cause, sinon une lésion du bulbe? Et, en effet, une lésion de cet organe et des noyaux d'origine des nerfs qui en proviennent peut seule rendre compte d'un trouble portant simultanément sur la portion motrice de la cinquième paire, sur certaines fibres du facial, sur le grand hypoglosse et sur la partie du spinal destinée au larynx.

Quoi d'étonnant qu'avec de pareils désordres des lèvres, de la langue, du voile du palais, du pharynx, les mouvements de déglutition fussent difficiles? pour avaler les liquides, la malade emplissait d'abord la bouche, puis jetant la tête en arrière, elle en portait le contenu jusque dans le pharynx; et si la quantité était trop grande, une partie s'échappait au dehors, au moment de la contraction pharyngée. Il lui arrivait souvent aussi d'avaler de travers, de tousser et de tout expulser par l'orifice buccal. Avec de la patience, elle finissait cependant par prendre quelques cuillerées de bouillon. Il est, je crois, inutile d'ajouter qu'il avait fallu renoncer aux aliments solides.

L'impossibilité de dire un mot intelligible, l'hémiplégie à droite, invitaient à admettre l'existence de l'aphasie : un examen plus attentif modifiait rapidement ce premier aperçu. L'intelligence était nette, vive, facile; la mimique expressive; le geste en parfait accord avec nos demandes. Toutefois, il était souvent difficile de s'entendre. Elle prit un parti héroïque; elle s'exerça à écrire de la main gauche, et en quelques jours, l'apprentissage était fait. D'abord, il fallut deviner les lettres et les mots, mais bientôt l'écriture devint parfaitement lisible. Elle nous demandait en très-bon français, ce dont elle avait besoin; elle nous racontait les changements survenus dans son état; elle nous remerciait souvent. Cette femme avait donc conservé la faculté de communiquer ses idées; il ne lui manquait qu'une chose: le pouvoir d'articuler les mots. Plus tard, quand les mouvements sont devenus plus faciles, la parole a suivi la même progression. Nous l'avons vue devenir d'autant plus distincte et intelligible, que les mouvements de la langue et des lèvres étaient eux-mêmes moins gênés. Et il a été alors parfaitement évident qu'elle n'avait pas besoin de chercher les mots dont elle voulait se servir, qu'elle n'en avait oublié aucun.

Ainsi, notre malade n'était pas aphasique: elle pensait, elle donnait à la pensée la forme voulue pour la produire au dehors, elle avait pour la communiquer le langage d'action et l'écriture; mais la parole lui faisait défaut. Le troisième acte seul de la faculté de parler ne pouvait s'accomplir, quoique les deux premiers ne fussent point troublés, quoique la volonté fût entière. Or, ce trouble de langage, cette abolition de la parole, étaient dus à l'impuissance des muscles du voile du palais, de la langue, des lèvres. Elle ne pouvait faire entendre, dans de pareilles conditions, qu'un bruit inintelligible, un bredouillement confus; elle ne pouvait articuler la voix. En un mot, notre malade n'était pas atteinte d'aphasie, mais bien d'alalie par paralysie.

Le trouble de la parole ne portait pas seulement sur les mots, les lettres elles-mêmes ne pouvaient être dites. Parmi les voyelles, l'A, qui n'exige aucune position spéciale des organes, qui se forme, en quelque sorte, à l'état de repos, était la seule lettre parfaitement prononcée. L'E muet ne s'entendait que difficilement. L'E fermé, l'E ouvert, les autres voyelles, et toutes les consonnes, ne se traduisaient à l'extérieur que par un bruit monotone, une sorte de grognement tenant le milieu, pour le son, entre l'A et l'E.

Observation d'hémorrhagie bulbaire (service de M. Hérard, à Lariboisière).

Un homme âgé de 67 ans, charron, d'une forte constitution, d'une excellente santé antérieure. Une nuit, il y a environ neuf mois, après s'être couché parfaitement bien portant, comme à l'ordinaire, cet homme est réveillé par le besoin d'uriner; il se lève, il s'aperçoit avec effroi qu'il a perdu l'usage de la parole. Aucun autre phénomène ne s'était manifesté; il n'avait eu ni perte de connaissance, ni étourdissement, ni engourdissement des membres. Au bruit qu'il fait, des voisins accourent; un médecin appelé prescrit des sangsues et un purgatif. Le lendemain et les jours suivants, une amélioration légère se manifeste dans l'état du malade, qui se décide à entrer à l'hôpital Lariboisière le sixième jour après le début des accidents.

Aux premières questions que je lui adresse, je constate une impossibilité presque absolue de la parole. Le malade comprend parfaitement bien ce qu'on lui dit; mais, pour toute réponse, il fait entendre des sons inintelligibles; il éprouve une égale difficulté à prononcer les lettres isolées de l'alphabet, surtout celles qui exigent le concours des lèvres et de la langue. L'orbiculaire des lèvres paraît, en effet, paralysé; le malade ne peut réussir à froncer les lèvres, à siffler. La lésion existe des deux côtés également; toutefois, il me semble que la commissure gauche est légèrement abaissée. L'organe le plus atteint est la langue. Les mouvements de latéralité, de projection en avant, d'élévation de la pointe vers la voûte palatine sont complètement abolis. Il en résulte que la salive s'écoule continuellement de la bouche et que la déglutition est singulièrement gênée. Le malade est obligé d'aller chercher avec le doigt les aliments dans tous les coins de la cavité buccale pour les placer sur la langue et les refouler en arrière. Du reste, le volume de l'organe est conservé; il n'y a point d'atrophie; la sensibilité gustative est facile et normale. Nous ne constatons ni nasonnement ni reflux des boissons par les fosses nasales, mais il existe une fatigue notable dans l'émission des sons laryngés. Ajoutons, enfin, que l'intelligence est parfaitement saine, qu'il n'y a pas de céphalalgie, pas de troubles des sens, pas de faiblesse, encore moins de paralysie des membres; que, enfin, la miction et la défécation s'exécutent librement.

Le traitement a consisté en ventouses scarifiées, ventouses sèches, vésicatoires à la nuque, et en purgatifs répétés. Sous l'influence de ce traitement, et avec l'aide du temps, nous avons constaté une amélioration marquée.

Petit à petit, les mouvements de la langue sont revenus, incomplètement il est vrai: le malade la projette en avant assez facilement; il la tourne du côté gauche, mais il éprouve toujours une notable difficulté à la diriger à droite.

Il mange beaucoup mieux, ne salive presque plus, peut siffler certains jours ; toutefois, l'articulation des sons reste gênée et la parole souvent presque inintelligible.

Aujourd'hui encore, après neuf mois, quoique le malade ait pu reprendre pendant quelque temps ses occupations, l'amélioration n'a pas fait de sensibles progrès, et il est à craindre que l'état actuel ne soit définitif.

Observation recueillie dans le service de M. Charcot, à la Salpêtrière.

Gerfaux (Fécilité), âgée de 68 ans, est entrée à l'hospice de la Salpêtrière le 10 mars 1870, pour une hémiplégie gauche datant de trois ans.

Placée à la salle Saint-Charles, pendant qu'elle y est restée, elle pouvait marcher et se promener seule, quoique avec difficulté. La parole était bien conservée.

Un matin, 14 juin, les voisines se sont aperçues qu'elle ne répondait plus aux questions qu'on lui faisait ; la malade n'a pas eu de perte de connaissance.

Arrivée à l'infirmerie, on cherche les signes d'une hémiplégie ancienne ; sa joue droite est aplatie ; la commissure labiale droite est tombante ; la malade ne parvient à souffler qu'avec beaucoup de peine, et le mouvement ne s'effectue qu'à gauche. Sensibilité intacte des deux côtés de la face.

On ne trouve pas de faiblesse dans les membres du côté gauche ; la malade serre avec une force égale des deux côtés ; elle marche avec difficulté et se plaint de la hanche gauche. Elle comprend très-bien les questions qu'on lui adresse, mais elle ne peut faire aucune réponse articulée ; elle répond par signes, par indications de tête, en comptant sur ses doigts ; pas de déviation de la luette, pas de paralysie du voile du palais, qui se contracte très-bien, à l'excitation d'une cuiller. La malade bave continuellement ; elle peut tirer la langue hors de la bouche ; pas de déviation, pas de tremblement fibrillaire ; elle ne peut relever la pointe, appliquer la base contre le voile du palais ; la déglutition est difficile ; en buvant, les liquides passent avec difficulté et ressortent en partie par les fosses nasales. Pouls régulier, calme, 17 ou 18 au quart. La malade se plaint d'oppression ; la respiration n'est cependant pas embarrassée. 7 respirations au quart ; léger bruit trachéal pendant la respiration.

T. R. 37 2/5, le 16 juin 1870.

La malade est dans le même état. Hier, elle a pris son potage avec difficulté ; elle avait de la peine à avaler, et les aliments sortaient par le nez.

Le 16 juin au soir. Bruit laryngo-trachéal assez intense ; râles muqueux et sibilants dans la poitrine ; la malade a été agitée, elle s'est levée et a fait une chute.

Le 17, matin. Amélioration dans la respiration. Le diaphragme se contracte très-bien; 6 ou 7 respirations au quart et très-égales. Rien à l'auscultation. 29 pulsations au quart.

Les deux membres paraissent d'égale longueur, peut-être un peu d'atrophie de l'éminence (thénar droite), et la malade les lève très-bien. La malade était maigre antérieurement.

La langue est tirée en avant, mais ne peut être levée en haut. Même difficulté pour avaler ; toux en mangeant.

Absence totale de la phonation remplacée par une espèce de souffle très-bref. La malade se tient debout, marche seule, boite un peu de la jambe gauche; pas de tremblement fibrillaire.

Elle n'a pris hier qu'un peu de bouillon et de potage.

Ni sucre ni albumine dans les urines.

Le 17. T. R. 38 2/5.

Sillon médian de la face dévié à gauche; commissure gauche élevée, la droite abaissée; sillon naso-buccal gauche plus accentué que le droit.

Rien de bien précis quand la malade souffle ou siffle.

Le 19. 84 pulsations.

Le 20. Papille droite plus étroite que la gauche. Depuis deux jours, la malade bave moins, mange mieux; dans l'acte d'avaler, elle est encore reprise de toux: elle dort très-bien. Pouls, 17 au quart.

Le 22. Amélioration très-sensible.

Le 23. La parole revient; les mouvements latéraux de la langue s'effectuent; plus de bruit laryngé.

Le 24. La malade mange des choses solides; elle articule quelques mots.

Le 26. Elle se lève. Ni sucre ni albumine dans les urines.

Le 5 août. Les liquides causent encore de la toux dans la déglutition. Papille du côté droit plus petite que du côté gauche: commissure droite abaissée. La langue se meut dans toutes les directions; la malade parle encore difficilement et bave quelquefois.

Le 13 septembre 1870. La malade sort presque guérie, la bouche restant déviée en haut et à gauche comme auparavant.

### Observation de thrombose (?) de la vertébrale gauche (recueillie dans le service de M. Proust).

Un cocher de 63 ans entre le 6 juillet dans la salle Saint-Jean-de-Dieu.

Quoique ce malade ait fait des abus considérables d'alcooliques, il n'accuse aucune maladie grave dans ses antécédents.

La veille de son entrée, après son repas du soir, il a été pris de malaise. Pendant la nuit, des vomissements survinrent, et il remarqua, à ce moment, qu'il lui était impossible d'avaler les liquides.

En même temps il essaya en vain de se lever et de se tenir debout; cette difficulté de se tenir debout était survenue brusquement; les jours précédents, encore, le malade avait pu faire 14 kilomètres sans se fatiguer.

A son entrée à l'hôpital, on constata une grande faiblesse musculaire et une sorte de résolution générale.

Malgré cela le malade conserve toute son intelligence et toute sa gaieté.

Il y a une impossibilité complète d'avaler, et cependant le voile du palais se contracte bien, et les liquides rejetés ne passent ni dans le larynx, ni dans les fosses nasales.

Les membres supérieurs ne semblent pas paralysés, et la pression de la main est assez énergique. Le tremblement des mains est très-marqué. Le malade peut cependant très-bien porter à la bouche la cuiller ou le verre qu'on lui commande de prendre sur sa table de nuit. Le tremblement des mains communique à ces objets un léger mouvement, mais il n'y a pas de phénomènes ataxiques.

Il existe un peu d'hyperesthésie aux membres inférieurs ; mais ce qu'il y a de remarquable de ce côté, c'est que, lorsqu'on fait lever le malade, on le voit tituber, chanceler comme un homme paralysé, avec une grande tendance à se laisser tomber du côté gauche ; il a même fait des chutes de ce côté, et il porte au coude une plaie qui l'atteste.

Aucune tendance au recul ou à la progression en avant; aucun phénomène d'incoordination, et s'il restait couché, on ne s'apercevait certainement pas des signes de faiblesse que nous venons d'indiquer aux membres inférieurs.

Nous ne constatons rien du côté des yeux, sinon une ophthalmie ancienne de l'œil gauche.

Les artères sont athéromateuses.

Dans la nuit qui suivit son entrée, il y eut un peu d'agitation ; le malade se leva, on put le ramener assez facilement à son lit.

Le lendemain matin, il nous annonça qu'il se trouvait beaucoup mieux, et qu'il avait pu avaler quelques cuillerées de liquide.

On vint l'examiner à deux heures; il répondit avec sa parfaite connaissance, put s'asseoir sur son lit, et à peine venait-on de le quitter, qu'il tomba à la renverse et mourut aussitôt.

Nous trouvons à l'autopsie les valvules du cœur épaissies et recouvertes de plaques athéromateuses.

La paroi interne de l'aorte est couverte également de concrétions calcaires et plusieurs plaques sont manifestement érodées et ulcérées.

Les artères de la base de l'encephale sont également envahies par l'athérome. Le tronc basilaire ressemble à un tube rigide dont on déprime difficilement les parois.

L'artère vertébrale du côté gauche est absolument dans le même état que la basilaire, à 1 centimètre de son abouchement dans l'artère basilaire. Elle est complètement obstruée par un caillot sanguin, décoloré, jaunâtre.

Ce caillot n'a guère plus de 1 centimètre de longueur, et la cérébelleuse postérieure et inférieure, qui, sur cette pièce, naît au-dessous du point où elle naît habituellement, est parfaitement libre et n'est nullement obstruée.

Nous n'avons pas trouvé de traces d'infarctus dans les organes abdominaux

En résumé, les symptômes qui nous ont frappés chez ce malade sont d'abord un début brusque, puis cette paralysie de la partie supérieure de l'œsophage; ni les lèvres, ni la langue, ni le voile du palais, ni le pharynx, ni le larynx n'étaient ici en cause. Le malade pouvait opérer les premiers temps de la déglutition ; il conservait un instant les liquides ingérés, puis il était forcé de les rejeter un instant après, par une sorte de régurgitation, absolument comme s'il avait eu un rétrécissement de la partie supérieure de l'œsophage.

Nous ne craignons pas de dire que si dans le cas de la veuve Cerclier, (1re observ. d'embolie) le groupe des symptômes que nous observions pouvait faire supposer à peu près la lésion qui les provoquait, le début insidieux chez notre second malade, l'absence presque complète de signes sur lesquels on pût baser un diagnostic, rendait ce diagnostic extrêmement difficile.

Observation recueillie dans le service de M. Charcot, à la Salpêtrière.

Bouchaud (J.), femme de 60 ans, est rentrée en janvier dans le service de M. Charcot (1870).

Cette malade, autant qu'on peut en juger par ses réponses, aurait eu de l'affaiblissement des membres inférieurs ; elle serait entrée pour cela dans le service et y serait restée six mois. Cette faiblesse n'a jamais été assez forte pour empêcher la marche. Elle dit qu'elle ne marchait dans son dortoir qu'en se tenant au lit.

Le 30 juillet, elle a été prise tout à coup, vers midi, d'un embarras de la langue avec perte incomplète de la parole sans perte de connaissance. Je l'ai vue une demi-heure après ; elle s'était levée, elle est remontée seule sur son lit ; figure pâle. La malade répondait avec intelligence aux questions ; mais la parole, quoique encore intelligible, était très-embarrassée ; un écoulement abondant de salive avait lieu.

Dimanche, 31. M. Charcot la trouve bavant, et on disait qu'elle avalait difficilement et à petits coups. Elle ne peut rien prendre de solide ; elle parlait difficilement, mais assez bien pour donner des renseignements.

Etat actuel. 1er août. La mémoire est bien conservée. La malade se rappelle avoir été dans le service, nomme l'interne et raconte qu'on explorait la face de ses mains.

La face est pâle. La malade paraît un peu anxieuse ; elle n'a pas de bourdonnements dans les oreilles ; elle assure n'avoir jamais eu de vertiges. La commissure labiale est un peu tirée en haut et à droite ; la lèvre supérieure paraît très-lâche et déplissée ; la malade ne peut faire le mouvement de siffler, il est impossible de lui faire ouvrir la bouche ; il semble que les dents sont serrées ; elle ne peut tirer la langue , on lui met une bougie devant la bouche elle ne peut l'éteindre ; il est certain que la maladie a progressé depuis hier, car hier matin elle a pu souffler la bougie. Elle éprouve la plus grande difficulté à parler, la parole est indistincte.

Ce matin, elle n'a pas de salive s'écoulant de la bouche.

Elle boit avec précaution, à petits coups ; il s'écoule de la bouche un peu de liquide, rien par le nez ; elle ne tousse pas en avalant.

Respiration, 7 au quart, régulière ; elle s'accompagne d'un bruit nasal, la malade ayant toujours la bouche fermée.

Quand elle fait des efforts pour ouvrir la bouche, les lèvres restent fermées à gauche.

Affaiblissement des deux membres supérieurs ; la main gauche paraît toutefois plus faible que la droite.

La malade, debout, peut marcher un peu, mais avec l'aide de deux personnes.

Elle ne gâte pas. Arc sénile assez prononcé. Pouls 104, régulier.

Les artères paraissent un peu rigides.

On ne constate rien au cou.

T. R. 37° 4/5. Lavements purgatif hier ; vésicatoire à la nuque.

2 août. Elle ouvre la bouche assez pour pouvoir sortir la langue, mais elle ne dépasse pas les arcades dentaires. Elle ne ronfle pas. Elle bave toujours un peu. Elle avale, mais très-lentement. Pupille droite toujours plus contractée que la gauche. Pouls 80. Eau de Sedlitz.

Le 3. La malade va mieux ; la pupille droite est toujours un peu resserrée. Elle avale un peu mieux.

Le 4. La malade a pris des aliments solides hier sans trop de difficulté. P. 23, au quart régulier.

La pupille droite est toujours contractée. Ne peut encore proférer un cri.

Le 11. Amendement très-marqué dans toutes les directions pour les mouvements de la langue ; elle a, hier, pu pousser un cri ; elle se tient mieux sur ses jambes qu'à l'origine. Toujours la pupille droite plus contractée.

Sortie le 13 septembre 1870. Amélioration considérable, et même il ne reste plus trace du mal.

Dans la nuit du 2 au 3 juillet 1872, cette femme qui, gâteuse, restait ordinairement au lit, et, jusqu'à ce jour, s'était bien servie de ses bras, est prise, sans perte de connaissance, d'une sorte d'attaque pendant laquelle la face baignée de sueur devient extrêmement pâle.

La malade répond bien aux questions qu'on lui fait ; elle a du nystagmus, de l'inégalité pupillaire et une raideur articulaire qui s'accuse surtout au coude droit ; il n'y a pas de véritable paralysie.

Le pouls est à 112, il y a 20 respirations par minute et la température est de 38° 2/10.

A cinq heures du matin cette femme est prise d'une seconde attaque pendant laquelle tout le corps est agité de secousses ; il y a aussi du balancement latéral.

La malade ne répond plus aux questions ; elle bâille fréquemment, ses mâchoires sont serrées, et sa face, qui n'est pas déviée, est toujours très-pâle. Les paupières sont ouvertes, il y a du strabisme divergent, du nystagmus et la pupille gauche est dilatée.

Le coude droit est toujours rigide, le bras correspondant est peut-être un peu plus paralysé que celui du côté opposé, et la malade, qui ne meut point ce membre spontanément, le retire très-bien quand on le pince.

Les membres inférieurs sont rigides et les mouvements réflexes y paraissent normaux; la malade ne les retire pas quand on les pince.

Le cœur ne présente rien d'anormal, le pouls est à 104, la température est de 37° 6/10 et il y a 24 respirations par minute.

La malade avale à peine quelques gouttes de liquide qu'on lui met dans la bouche avec une cuiller.

Il y a un commencement d'eschare à la fesse droite : au-dessous de l'épiderme le derme dénudé est noirâtre.

Le 4 juillet au matin, la malade a repris connaissance et répond aux questions qui lui sont faites ; elle est couchée dans le décubitus dorsal, immobile, le face tournée à gauche de façon que le menton s'appuie sur l'épaule gauche.

Les mâchoires sont desserrées, mais l'inégalité pupillaire persiste.

Ce même jour, au soir, la malade est encore dans le décubitus dorsal et sa face pâle est inondée de sueur; elle serre faiblement les deux mains, mais d'une façon égale pour chaque côté ; le coude droit est toujours un peu raide.

La déglutition se fait assez bien, mais chaque gorgée détermine un peu de toux et la malade qui écarte facilement les mâchoires ne peut souffler une allumette, même très-rapprochée de sa bouche. La langue est agitée de tremblement et peut à peine être tirée à 1 centimètre en avant des dents.

La voix est basse et difficilement compréhensible.

La respiration est calme.

L'eschare n'a pas fait de progrès.

5 juillet. Même état, si ce n'est que la face est moins pâle. La malade commence à manger ; elle bave ; son pouls est à 100 ; la respiration reste calme.

6 juillet. Même état. Assoupissement.

9 juillet. La malade qui, ce matin, n'a pu prendre aucun aliment, est progressivement tombée dans le coma et a succombé à deux heures de l'après-midi.

*Nécropsie.* — On fait l'autopsie le 10 juillet, à trois heures du soir, par une température très-élevée.

La rigidité cadavérique est très-prononcée des deux côtés.

Le péricrâne, les os du crâne et la dure-mère n'offrent rien d'anormal.

L'encéphale étant retiré du crâne on découvre une suffusion sanguine abondante, dont voici la disposition :

Sur l'hémisphère gauche se trouve une grande plaque rouge qui a son maximum d'intensité au niveau de la scissure de Sylvius d'où elle rayonne dans tous les sens, mais surtout, en arrière et en haut, de manière à couvrir une grande partie du lobe sphénoïdal.

Le lobe gauche du cervelet est couvert également d'une large plaque ecchymotique.

Le côté droit est beaucoup moins profondément atteint, mais il est pris dans des points symétriques, c'est-à-dire au niveau de la scissure de Sylvius et du lobe latéral du cervelet, où on retrouve des taches hémorrhagiques d'une certaine largeur.

Indépendamment de ces plaques, on en trouve quelques-unes beaucoup plus petites, disséminées çà et là à la surface de l'encéphale.

Cette hémorrhagie est constituée par du sang à peine coagulé en caillots rouges, s'étalant dans l'espace sous-arachnoïdien et pénétrant profondément dans les anfractuosités, séparé partout de la substance par la pie-mère. A gauche, le sang s'est infiltré dans toutes les divisions de la scissure de Sylvius, au fond de laquelle il s'est amassé en quantité considérable.

Du reste, les méninges ne paraissent nullement épaissies. Elles ne contractent aucune adhérence avec les circonvolutions qui paraissent saines au-dessous d'elles : on y trouve seulement quelques rares anévrysmes miliaires.

Les artères sylviennes, ainsi que tout le système carotidien, y compris la communicante postérieure, sont parfaitement perméables ; leurs parois sont presque saines, à part quelques légères plaques athéromateuses.

Des coupes verticales du cerveau, pratiquées d'avant en arrière, n'y font découvrir qu'un ancien foyer ocreux, probablement hémorrhagique, situé dans le lobe occipital gauche, au-dessus de la corne occipitale du ventricule latéral et vers la face interne du lobe, il s'étend, sous la forme d'une fente de 1 centimètre et demi à 2 centimètres de longueur, du noyau blanc du lobe, dans l'intérieur d'une circonvolution qu'il a détruite.

Les gros noyaux gris, corps striés et couches optiques, paraissent parfaitement sains.

Les ventricules sont dilatés, leurs parois paraissent saines ; les cornes occipitales contiennent chacune un gros caillot sanguin de date récente ; mais le caillot est à l'aise dans la cavité qui le contient, et ne paraît pas l'avoir distendue.

Le cervelet paraît sain ; le sang qui est épanché à la surface pénètre à peine entre les lames. On n'y a pas vu d'anévrysme, pas de lésion de foyer dans son intérieur.

La protubérance a son volume et sa forme normale, ainsi que sa consistance ordinaire. Il en est de même pour la face antérieure du bulbe.

Pas de tractus gris sur les pédoncules cérébraux, pas d'asymétrie de la protubérance, ni des pyramides antérieures qui ont leur coloration blanche normale.

Le quatrième ventricule est rempli par un caillot mou et rouge de date récente. Son plancher présente un aspect chagriné dû à une foule de petites saillies arrondies et blanchâtres qui le recouvrent. La partie superficielle de ce plancher est ramollie et se laisse entamer par le filet d'eau ; la lésion est surtout très-accentuée près du bec du calamus. A ce niveau, l'arachnoïde adhère entièrement à la pie-mère, et le tout forme une sorte de petite masse spongieuse assez analogue aux plexus choroïdes.

Une coupe du bulbe, faite à 1 centimètre environ au-dessus du bec du calamus, n'a montré aucun foyer dans l'intérieur de cet organe. La substance est ferme, partout les pyramides sont symétriques ; seulement, on trouve, immédiatement sous le plancher et semblant faire corps avec l'épendyme, une couche grise ayant son maximum d'épaisseur sur la ligne médiane, plus étendue et plus épaisse à gauche qu'à droite.

Le tronc basiliaire est augmenté de volume et distendu par un caillot qui se poursuit dans la vertébrale gauche ; c'est à peine s'il se prolonge un peu dans celle du côté droit.

La vertébrale gauche est en même temps plus volumineuse que la droite, et porte, un peu avant de donner la cérébelleuse inférieure et postérieure, une dilatation anévrysmale du volume d'un gros pois. Les cérébelleuses inférieures et postérieures paraissent très-dilatées ; elles sont perméables. Au-dessous des cérébelleuses postérieures, les vertébrales sont libres de tout caillot.

Les cérébrales postérieures et les cérébelleuses supérieures sont libres de toute coagulation.

Les nerfs bulbaires ne semblent pas altérés. Les racines de l'hypoglosse sont assez grêles, mais elles ne sont nullement grises, et la portion inférieure du spinal a son volume et sa coloration normales.

Pas de lésions osseuses du rachis.

La dure-mère est saine dans toute sa hauteur à la partie antérieure de la moelle. Il n'en est pas de même en arrière. A la région cervicale, cette membrane est très-notablement épaissie, surtout vers l'extrémité supérieure. Sa face interne adhère intérieurement à l'arachnoïde, et, lorsqu'on les sépare, on trouve, à leur surface, une sorte de néomembrane hémorrhagique. A ce niveau, le tissu sous-arachnoïdien est sain. et il n'y a pas de sang épanché entre l'arachnoïde et la moelle.

Les racines postérieures paraissent avoir conservé leur volume normal.

L'adhérence de la dure-mère et de l'arachnoïde se retrouve dans la plus grande partie de la hauteur de la région dorsale. A la partie inférieure de cette région, on trouve une couche de sang beaucoup plus épaisse, toujours limitée à la région des cordons postérieurs, mais située, cette fois, entre l'arachnoïde et la pie-mère, et infiltré dans les mailles du tissu sous-arachnoïdien. A la région lombaire, le sang est collecté en caillots sous l'arachnoïde, et il envahit la région antérieure.

L'arachnoïde paraît saine au niveau de la queue-de-cheval. La moelle, de très-petit volume, est de consistance normale et ne présente aucun poin ramolli ; on n'y remarque pas non plus de teinte anormale.

La langue paraît de volume normal. Une coupe faite sur la partie antérieure de l'organe montre les faisceaux musculaires séparés par une notabl quantité de graisse.

Les musclesdu larynx paraissent légèrement jaunâtres et de petit volume, La coloration jaune paraît surtout manifeste à la partie supérieure du cricothyroïdien gauche.

Les poumons sont remarquablement sains. Le volume du cœur est normal et ses fibres sont rouges; les valvules aortiques sont saines et transparentes ; la mitrale est épaisse, jaunâtre, mais sans autre lésion.

La crosse de l'aorte est à peine athéromateuse, tandis que l'aorte abdominale l'est au contraire très-fortement.

Le foie est sain et ne présente aucune trace d'infarctus. La rate est très-petite et sans cicatrice; il en est de même pour les reins.

Les muscles vocaux ont une teinte très-pâle mais uniforme ; leurs fibres, examinées à l'état frais, n'ont point un très-grand nombre de noyaux; leur volume est normal, mais leur striation transversale et longitudinale sont en partie détruites, et le contenu de la plupart d'entre elles est très-finement granuleux.

Les crico-thyroïdiens sont rouges et leurs fibres présentent les altérations qui viennent d'être signalées dans les cordes vocales. On trouve dans leur myolemme, réunies en petites traînées, de très-fines granulations brillantes, jaunâtres, qui résistent à l'action de l'acide acétique. Les fibres ont un volume normal : elles sont finement granuleuses, et leur striation, qui est partout mal marquée, surtout la striation en travers, manque complètement dans un certain nombre d'entre elles.

Le crico-thyroïdien présente exactement le même état. La striation du thyro-hyoïdien est beaucoup plus nettement marquée.

Nulle part il n'y a prolifé ration des noyaux.

Les muscles de la langue, étudiés sur des parties prises au tiers moyen, présentent des faisceaux de fibres saines, des faisceaux de fibres simplement granuleuses, et d'autres faisceaux, enfin, sur lesquels les noyaux de la gaîne paraissent en assez grand nombre, et dont quelques-unes des fibres ont subi une réduction de volume.

Les fibres de l'hypoglosse, étudiées à l'état frais sur la partie du nerf qui avoisine la base de la langue, présentent un volume normal, mais leur contenu est extrêmement granuleux; du côté droit, surtout, le contenu des tubes semble être formé par une multitude de petits noyaux allongés, qui, du reste, ne sont pas colorés par le carmin. Les noyaux de la gaîne ne sont pas multipliés.

Les nerfs récurrents présentent des altérations identiques.

S'il ressort clairemeut des observations qui précèdent que la thrombose des artères vertébrales intra-crâniennes, l'hémorrhagie du bulbe, etc., peuvent se manifester à l'extérieur par des troubles fonctionnels identiques à ceux que produit l'embolie, nous croyons aussi, qu'une lésion multiple de l'encéphale peut également donner lieu à ce même ensemble symptomatique : dans le fait suivant, observé par M. Joffroy dans le service de M. Lorain, nous serions assez disposé à voir un cas de ce genre.

Observation recueillie par M. Joffroy dans le service de M. Lorain (Gazette médicale de Paris, 1872, p. 501).

Le nommé Bichon, âgé de 36 ans, né dans le département de la Creuse, maçon, est entré à l'hôpital de la Pitié, salle Saint-Michel, n° 8, dans le service de M. Lorain, le 25 mars 1872. Il a toujours joui d'une excellente santé jusque dans ces derniers temps. Il n'a presque jamais eu de rhumatisme. Il n'a aucun antécédent héréditaire. Il n'est pas syphilitique.

A l'âge de 9 ans, il est tombé du haut d'un arbre élevé et en fut quitte pour quelques contusions.

Il y a trois ans, il tomba de nouveau du haut d'une échelle, se cassa le bras, se contusionna fortement la jambe mais ne ressentit aucun autre accident.

Voici ce qui l'amène à l'hôpital.

Dans les premiers jours du mois de mars 1872, il y a trois semaines, le malade en se levant s'aperçut qu'il ne voyait pas clair de son œil droit. Il prétend qu'avec cet œil il ne pouvait distinguer le jour de la nuit. Cependant il travailla comme d'ordinaire. Mais au bout d'une quinzaine de jours, se préoccupant enfin de la perte de la vision du côté droit, il alla chez un spécialiste. Comme il retournait ensuite chez lui, il éprouva des troubles intellectuels, il ne savait plus où aller et soutenait même que sa demeure était à Batignolles, quartier très-éloigné du sien. Ramené chez lui, il tomba deux fois dans les escaliers, et l'on attribua cet accident à la maladresse ou à un manque de précaution.

Mercredi 20 mars. Remarquant chez lui un certain malaise et le voyant refuser de manger, ses parents voulurent, pour le purger, lui faire boire une bouteille d'eau de Sedlitz. Mais le malade avait de la difficulté pour avaler, les mâchoires étaient serrées l'une contre l'autre, ne permettant qu'un léger écartement. En un mot, la difficulté pour boire était telle, que son père voulant l'y contraindre, ce garçon, d'un caractère habituellement doux, se prit de colère et se battit vigoureusement contre lui, ce qui prouve qu'alors il n'y avait point de paralysie notable des membres.

Vendredi 22 mars. Sa sœur s'aperçoit qu'il est paralysé à un degré fort marqué de tout le côté gauche, principalement du membre supérieur. En outre, il a uriné au lit. Et ce jour-là le serrement des mâchoires l'a complètement empêché de manger et ce n'est qu'à grand'peine qu'on put lui faire avaler un peu de liquide. On remarque aussi que sa prononciation était notablement gênée. Il entre à l'hôpital le 23 mars.

Dimanche 24 mars. A la visite du matin, on constate une hémiplégie gauche, incomplète, beaucoup plus marquée au bras qu'à la jambe. Le malade peut marcher en boitant, soulève difficilement le bras mais ne peut pas du tout remuer la main qui est pendante. Il n'y a pas de contractures.

Du côté droit il ne semble pas y avoir de désordres de la motilité.

Il y a pendant la marche qui est chancelante, une sorte d'impulsion qui chasse le malade à droite malgré tous ses efforts. Cette impulsion se produit d'une manière continue, mais à chaque quatre ou cinq pas elle est assez violente pour jeter le malade complètement à droite et même le faire tomber si on ne le retenait. Il y a un léger degré de rotation de la tête à droite, sans déviation conjuguée des yeux.

La sensibilité cutanée semble complètement abolie sur toute la surface du corps ; le simple contact, le chatouillement, le pincement même très-violent, les piqûres, l'application d'un corps métallique froid ne sont pas perçues par le malade.

A la face on note un effacement des traits, dans tout le pourtour de l'orifice buccal. Il en résulte une sorte d'expression d'hébétude ou pour mieux dire une absence complète d'expression. Les lèvres sont immobiles. Quand le malade rit, les commissures ne s'écartent pas ; quand il veut faire la moue, il les rapproche très-légèrement, la bouche reste entr'ouverte et il ne peut rapprocher la lèvre inférieure et la lèvre supérieure jusqu'au contact. Les arcades dentaires se touchent et le malade ne peut les écarter volontairement, du moins que fort peu ; avec le manche d'une cuiller, on peut, en déployant peu de force, les écarter suffisamment pour voir la langue et le voile du palais. La langue est immobile sur le plancher, le voile du palais n'est pas dévié et se contracte ainsi que le pharynx par l'excitation directe du fond de la bouche.

Nous venons de dire que le malade ne pouvait ouvrir la bouche. Quand il veut faire ce mouvement, il fait de grands efforts, renverse fortement la tête en arrière et n'arrive qu'à augmenter la contracture. D'autre part, lorsque le malade est tranquille dans son lit, on le voit à certains moments bâiller largement et ouvrir la bouche aussi grande que possible. En outre, si le malade prend un morceau de pain ou de viande de la main droite et le porte à sa bouche comme pour manger, il l'ouvre facilement et peut même introduire ainsi jusqu'à quatre doigts dans sa bouche. Ainsi donc certains mouvements réflexes et instinctifs ne sont pas abolis.

Le malade avale difficilement les liquides. Lorsqu'ils sont introduits dans la bouche, ils tombent en partie dans l'arrière-bouche, le fond du pharynx et l'œsophage en faisant entendre un bruit de glouglou. Le reste s'écoule au dehors le long des commissures labiales. Il n'en revient pas par le nez. Parfois, mais pas toujours, le malade avale de travers, alors survient un accès de toux.

Il ne peut pas avaler d'autres matières solides que de la soupe ou du potage. S'il met dans sa bouche un morceau de pain, il le mâche tant bien que mal jusqu'à ce qu'il tombe soit en dedans, soit en dehors des arcades dentaires, puis il semble l'oublier là. Un morceau de pain assez volumineux resta ainsi derrière les dents sur sa langue, pendant une demi-heure, après quoi je le retirai très-difficilement à cause de la contracture.

Le sens du goût est normal.

Le malade parle d'une façon presque incompréhensible, et dont on peut soi-même se rendre compte en parlant sans presque remuer les lèvres ni la langue. En outre il ne peut donner à sa voix un ton ni fort ni élevé.

La salive est en partie avalée par un mouvement de déglutition très-marqué. L'autre partie s'écoule au dehors le long des commissures. La position de la tête a beaucoup d'influence sur ce résultat.

La partie supérieure de la face est mobile et exprime les sentiments du patient. Il n'y a pas de déviation des yeux, pas de strabisme, pas de paralysie des paupières. Le clignement se fait normalement. Mais encore ici, il y a une désobéissance très-marquée aux ordres de la volonté. Lorsqu'on demande au malade de fermer les yeux, il fait des efforts infructueux, et souvent il est obligé de porter les mains à ses yeux pour pouvoir les fermer.

La pupille droite est très-dilatée, et la lumière est presque sans influence sur son diamètre.

La pupille gauche est moyennement dilatée, mobile quoique légèrement paresseuse.

La vision semble normale à gauche, tandis qu'à droite, dans toute l'étendue du champ visuel, elle est considérablement affaiblie. Cependant le malade distingue encore la lumière d'une bougie. Peut-être aussi distingue-t-il un peu les gros objets.

L'ouïe est très-considérablement affaiblie du côté droit. Le malade reste couché dans son lit mais sans délire, sans agitation, et aussi sans affaiblissement. L'intelligence ne semble pas très-vive : elle est probablement affaiblie.

Le malade est constipé et n'a pas été à la garde-robe depuis cinq jours. Il urine involontairement au lit.

Le cœur bat violemment ; à chaque battement la pointe soulève fortement la paroi thoracique ; il ne semble pas augmenté de volume. On ne perçoit pas de frémissements à la main, et à l'auscultation on entend un bruit de soufflet, intense, assez rude, ayant son maximum à la pointe, mais s'étendant aussi à la base et sur toute la surface de la poitrine tant en avant qu'en arrière. Il n'y a pas de propagation du bruit du soufflet dans les vaisseaux thoraciques, à la base les bruits sont normaux et se distinguent nettement du bruit de souffle.

Le pouls est normal, régulier et bat 74 fois à la minute.

Répétons que le malade n'a jamais eu de rhumatisme. Il n'a jamais éprouvé de palpitation. Les jambes nont jamais été et ne sont pas enflées.

L'urine ne renferme ni sucre ni albumine.

L'examen des poumons et de l'abdomen ne présente rien à noter.

La température rectale est de 37,6.

La respiration est facile, régulière ; 18 inspirations par minute.

Mardi, 26 mars, M. Lorain et moi nous priâmes M. Vulpian de venir examiner le malade. Voici ce qui arriva : Pendant l'examen nous l'auscultâmes tour à tour, et nous pûmes constater le bruit de soufflet tel qu'il est décrit plus haut. On fit ensuite lever le malade pour le voir marcher, après quoi il se recoucha. L'un de nous l'ausculta immédiatement, pensant trouver le souffle de la pointe du cœur encore plus intense. Ce souffle avait complètement disparu, comme purent le constater toutes les personnes présentes; mais remuant le malade et le faisant changer de position, le bruit de souffle reparut. Les jours suivants je parvins à déterminer dans quelles positions (couché sur le côté droit) le souffle avait son maximum, et dans quelles autres positions (couché sur le côté gauche) il avait son minimum, car au bout de quelque temps il devint impossible de le faire disparaître complètement.

Le pouls reste normal, régulier, bat 66 fois à la minute. La température rectale est de 38 degrés.

L'anesthésie a diminué; les autres phénomènes paralytiques n'ont pas changé.

Le malade a depuis la veille, de temps en temps, des vomissements de matières bilieuses.

La constipation persiste, le malade ne va à la garde-robe que sous l'influence des purgatifs.

1er avril. L'état du malade n'a pas changé d'une façon notable. Les phénomènes du côté des lèvres, des mâchoires, de la langue et du pharynx sont les mêmes. Ce que le malade avale le plus facilement, ce sont des potages dont la consistance est assez grande.

Le côté gauche de la face est moins paralysé que le droit. Quand le malade rit, il soulève de ce côté la commissure, et le pli naso-labial est assez bien marqué, tandis qu'à droite il y a immobilité de ces mêmes parties.

Les phénomènes oculaires sont les mêmes; la vision est toujours très-incomplète du côté droit, et la papille plus distendue.

L'ouïe est toujours affaiblie à droite.

L'anesthésie disparaît, à tel point que le malade sent même les excitations peu douloureuses; mais il faut ajouter qu'il lui est impossible d'indiquer le point de départ de ces sensations. Il va jusqu'à ignorer si l'excitation a eu lieu à gauche ou à droite.

Toujours paralysie de la vessie, sans rétention d'urine. Constipation habituelle.

Les vomissements ont disparu.

Le pouls et la température restent normaux, variant le premier de 60 à 80 et la seconde de 37°,4 à 37°,8.

L'impulsion à droite pendant la marche a disparu.

Pas d'eschare fessière; à peine un peu d'érythème.

5 avril. Légère amélioration; le malade pendant le jour, demande le bassin et l'urinal lorsqu'il éprouve le besoin d'aller à la garde-robe ou de vider sa vessie.

6 avril. Le soir vers six heures, le malade est pris d'un grand frisson, avec claquement de dents, durant près d'une demi-heure. La nuit est, malgré cela, assez bonne. Ce jour-là on avait déjà noté qu'il parlait plus mal que les jours précédents.

7 avril. Le malade est revenu à son état antérieur, sauf pour ce qui est de

la parole qui reste plus défectueuse. En revanche le malade ne gâte plus que la nuit.

Le 20. Le malade qui ne peut, en somme, se nourrir qu'imparfaitement, s'affaiblit d'une manière visible. Il tousse très-facilement quand il avale et rejette ainsi presque toute sa nourriture. Il a beaucoup maigri. La paralysie est bien plus marquée, ce qui tient peut-être simplement à l'affaiblissement général.

A gauche, le fond de l'œil est normal.

A droite, les veines présentent leur calibre normal, mais les artères sont réduites au tiers ou au quart de leur volume. Elles sont perméables et ne présentent pas sur leur contour les dépôts blanchâtres décrits dans les cas d'embolie de l'artère centrale de la rétine. La papille est en voie d'atrophie, elle présente une teinte blanchâtre et ses bords sont un peu diffus. La vision est peu nette, cependant le malade distingue les gros objets. Il s'est produit du côté de la vue une amélioration sur son état à l'entrée.

Le 26. L'état du malade s'est considérablement aggravé cette semaine. Il est obligé de rester constamment couché. L'hémiplégie est devenue complète à gauche. A droite, où depuis un certain temps on avait remarqué une certaine faiblesse, et surtout une grande maladresse de la main et des doigts, on note actuellement une hémiplégie incomplète plus marquée au bras qu'à la jambe, et assez comparable pour son intensité à celle du côté gauche lors de l'entrée du malade à l'hôpital. L'amaigrissement est très-marqué. Le malade ne peut presque plus rien prendre. Le pouls est petit, dépressible, fréquent, irrégulier. La température rectale est descendue progressivement à 36°. Le malade gâte de nouveau jour et nuit.

Le 28. On nourrit le malade à la sonde. On lui fait prendre dans la journée 2 litres de lait, 2 litres de bouillon, 400 gr. de vin.

10 mai. Le malade est mieux depuis qu'on le nourrit à la sonde ; il remue un peu ses membres paralysés. Pendant l'opération, le malade sécrète de la salive en grande abondance et fait des mouvements de déglutition pour l'avaler en partie.

Le 20. On nourrit le malade avec une nouvelle préparation liquide que l'on fait passer à travers une petite sonde œsophagienne introduite par une narine. Le malade prend ainsi 5 litres en deux repas : lait, 2 litres; bouillon, 2 litres ; vin 400 à 500 gr. ; viande pilée 400 gr. et six œufs.

1er juin. Ce nouveau régime est très-favorable au malade qui a engraissé d'une façon remarquable, et a recouvré des forces. La paralysie du côté gauche, qui était complète, n'est plus que peu marquée.

Mais la paralysie du côté droit est plus accusée, quoique toujours incomplète. Actuellement, ce côté est beaucoup plus paralysé que le côté gauche.

On ne trouve pas de diminution bien marquée de la sensibilité.

Le pouls et la température centrale ont repris leur chiffre normal.

Quant à la température cutanée, appréciée à la main, elle n'a jamais paru augmentée dans les parties paralysées. Mais actuellement, il est remarquable qu'elle est constamment fort diminuée dans les membres supérieurs, surtout aux mains.

Il y a toujours de la paralysie des sphincters de la vessie et du rectum, surtout la nuit.

Faisons aussi remarquer qu'à différentes reprises on a cherché quel était l'état de la contractilité électrique. Elle a toujours paru normale, aussi bien dans les membres qu'à la face et à la région sus-hyoïdienne.

Le 20. Amélioration notable. Le côté gauche est moins paralysé, le droit l'ést toujours un peu plus que le gauche. Mais le malade se lève et se promène.

Même état de l'œil droit. Le malade ne gâte plus pendant la journée.

1er août. L'amélioration s'est maintenue et même a augmenté. Le malade descend dans les cours, fait des commissions dans l'hôpital. Il avale mieux et peut, à l'aide d'une personne qui le fait manger à la cuiller, prendre un bol de potage, mais il faut alors un certain temps. En réalité, il ne mange ainsi qu'avec difficulté, mais le progrès réalisé est considérable, puisqu'il y a un mois il ne pouvait prendre qu'une ou deux cuillérées de liquide ou de potage. Du côté de la parole, peu d'amélioration ; il fait des efforts pour parler, mais ses mots sont incompréhensibles. Il bave toujours. Le goût est conservé. L'ouïe est très-affaiblie à droite.

Les mains sont toujours froides, faibles et surtout inhabiles ; elles ne lui servent que fort peu. Il a besoin d'une personne pour l'habiller, le déshabiller, le faire boire et manger.

Il ne gâte plus dans la journée mais gâte encore souvent pendant la nuit. Même état du cœur, avec beaucoup moins d'intensité dans le bruit de soufflet dont le siége est actuellement au niveau du cœur, entre la pointe et la base.

Toujours hémiplégie plus marquée à droite qu'à gauche.

Tous les muscles répondent bien à la faradisation.

On continue à nourrir le malade à la sonde.

Remarquons en terminant que, depuis son entrée, le malade n'a pas eu d'éjaculation, ni d'érection. Et que jamais l'urine n'a renfermé ni sucre ni albumine.

30 septembre. Depuis la première note, il s'est encore produit de l'amélioration ; depuis plus de quinze jours, le malade ne gâte plus, il marche bien, et ses bras ont recouvré une grande partie de leurs forces, ses mains lui sont maintenant de quelque utilité. Mais il y a toujours un certain degré d'incoordination. La température des mains qui, pendant longtemps, était constamment très-basse, est aujourd'hui normale.

La déglutition est aussi un peu plus facile. Mais la prononciation des mots est toujours impossible. Il est également impossible au malade de crier fortement.

Dans ce fait, où les troubles intellectuels témoignent de l'embolie encéphalique, deux choses nous frappent : la conservation de mouvements réflexes que la volonté est impuissante à faire exécuter, et la parfaite intégrité de la réaction électrique des muscles qui, d'ailleurs, ne présentent aucune trace d'atrophie après huit mois de maladie. « Le voile du palais, dit M. Joffroy, n'est pas dévié et se contracte ainsi que le pharynx par l'excitation du fond de la bouche. »

Le malade qui ne peut volontairement ouvrir la bouche, écarte parfaitement les mâchoires lorsque ce mouvement est commandé par une excitation périphérique, « on le voit à certains moments bâiller largement et ouvrir la bouche aussi grande que possible. En outre, si le malade prend un morceau de pain ou de viande de la main droite et le porte à sa bouche comme pour manger, il l'ouvre facilement et peut même introduire ainsi jusqu'à quatre doigts dans sa bouche..... lorsqu'on demande au malade de fermer les yeux, il fait des efforts infructueux et souvent il est obligé de porter la main à ses yeux pour pouvoir les fermer » tandis que « le clignement se fait normalement ».

Quant à la réaction électrique des muscles « elle a toujours paru normale, aussi bien dans les membres qu'à la face et à la région sus-hyoïdienne. »

Or, une lésion des noyaux du bulbe laissant subsister les mouvements réflexes auxquels ils président et n'apportant aucun trouble dans la nutrition des muscles commandés par les nerfs qui en partent, serait contraire, croyons-nous, à tout ce qui a été observé jusqu'ici.

Il est vrai que M. Joffroy dit quelque part dans les réflexions dont il fait suivre cette observation : « Un des caractères particuliers différentiels les plus importants entre la forme nerveuse de la paralysie labio-glosso-laryngée, c'est que, dans un cas, les noyaux d'origine des nerfs sont annihilés par la lésion des cellules nerveuses atrophiées, tandis que, dans l'autre cas, ils peuvent être conservés, la paralysie tenant seulement à ce qu'une lésion située dans leur voisinage a détruit les liens qui les unissent au centre de la volition. »

Mais, comment admettre qu'une lésion due à une oblitération artérielle soit assez intelligemment distribuée pour que, dans le bulbe, où les cellules qui forment les noyaux des nerfs sont comprises dans les interstices des fibres auxquelles elles donnent naissance, puisse atteindre celle-ci et respecter celles là ? En tout cas, invoquer l'existence d'une lésion aussi hypothétique pour expliquer un signe qui, non-seulement ne différencie pas la forme nerveuse de la paralysie labio-glosso-laryngée de la forme apoplectique, mais ne peut être qu'une rare exception dans la symptomatologie des maladies du bulbe, c'est outrepasser, croyons-nous, les limites de la prudence scientifique.

Nous ne voulons point nous prononcer sur ce cas, mais, si nous étions dans l'obligation d'adopter une opinion, à cause de l'intégrité et de la nutrition des muscles et de leur réaction électrique, à cause aussi de la conservation des mouvements réflexes, — toutes choses qui prouvent en faveur de l'état normal des noyaux bulbaires, centres trophiques des nerfs qui en partent, — nous inclinerions vers l'idée d'embolies multiples de l'encéphale interrompant les voies que suivent les excitations volontaires pour aller au bulbe, organe d'exécution.

---

## CHAPITRE V.

### DIAGNOSTIC ET TRAITEMENT.

### ARTICLE PREMIER.

*Diagnostic.* — Ce que nous venons de dire dans le chapitre précédent peut faire prévoir que le diagnostic de l'embolie bulbaire est impossible, sinon toujours, du moins le plus souvent.

Une fois la lésion du bulbe reconnue par les troubles fonctionnels de cet organe, il reste à déterminer la nature de cette lésion.

Est-ce à la maladie de Duchenne (de Boulogne), est-ce à une oblitération des vertébrales ou à une hémorrhagie bulbaire que sont dus les symptômes labio-glosso-laryngés ?

Tout d'abord, le début insidieux et la marche lente, progressivement envahissante de l'atrophie chronique des cellules nerveuses, attaquant en premier lieu l'hypoglosse, puis le spinal et enfin le facial inférieur, permet d'éliminer cette maladie du groupe dont nous avons à établir le diagnostic différentiel.

Cette élimination accomplie, nous ne restons plus qu'en présence de deux maladies, l'hémorrhagie du bulbe et la thrombose des vertébrales intracrâniennes dont le tableau symptomatique se confond presque complètement avec celui de l'embolie de ces artères.

Dans ces deux maladies, comme dans l'embolie, le début peut être brusque, et ce n'est que par des considérations étrangères au mode d'invasion qu'on peut tenter de distinguer les unes des autres ces différentes lésions de la moelle allongée.

Si la brusquerie du début est commune à l'hémorrhagie du bulbe et à l'obstruction des vertébrales intracrânienne, qu'elle soit embolique ou thrombosique, la marche est essentiellement différente dans l'une et l'autre de ces deux maladies. C'est ainsi, par exemple, qu'une paralysie plus ou moins complète d'un ou plusieurs nerfs bulbaires, accompagnée ou non d'hémiplégie et de troubles de la sensibilité, survenant subitement, le plus souvent sans perte de connaissance, chez un adulte exempt d'affection cardiaque et dont les artères n'offrent aucune trace d'athérome, devrait faire penser à une hémorrhagie plutôt qu'à une obstruction artérielle. Si, plus tard enfin, les symptômes bulbaires diminuaient progressivement d'intensité jusqu'à une guérison relative, nous croyons qu'on serait en droit d'affirmer, jusqu'à un certain point, l'existence de l'hémorrhagie.

Ainsi, l'hémorrhagie peut être distinguée de l'oblitération artérielle à l'aide de signes tirés de l'appareil circulatoire et de la marche de la maladie.

En est-il de même pour l'embolie et la thrombose ? très-souvent, à notre avis, le diagnostic différentiel de ces deux lésions est complètement impossible. La thrombose, en effet, présente fréquemment le début brusque de l'embolie, et comme, en somme, le résultat anatomo-pathologique est, dans les deux cas, un ramollissement ischémique du bulbe, il n'est point surprenant que ces deux maladies aient une marche identique.

Dans la thrombose, comme dans l'embolie, il y a des amendements dans les symptômes, et l'instabilité même de ce mieux-être, commun à l'oblitération autochthone et embolique, est encore un signe qui différencie leur marche de celle de l'hémorrhagie.

Nous ne trouvons donc dans le début et la marche de l'obstruction embolique et thrombosique, aucun signe qui puisse nous faire reconnaître avec certitude à laquelle de ces deux maladies nous avons affaire. Pourtant, peut-être devrait-on plutôt incliner vers l'idée d'une embolie s'il survenait brusquement des troubles labio-laryngés chez un sujet porteur d'une affection cardiaque et dont les vaisseaux n'offriraient aucun signe d'athérome ; un accès de palpitations précédant l'attaque (Cohn), ou bien encore la disparition d'un bruit cardiaque coïncidant avec des phénomènes d'oblitérations (Bertin) seraient autant d'arguments en faveur de l'obstruction embolique. Au contraire, l'idée d'une coagulation autochthone des artères vertébrales devrait se présenter à l'esprit si, dans les mêmes conditions, ou, mieux encore, avec un début moins subit, on constatait la dégénérescence athéromateuse du système artériel.

Toutefois, nous le répétons en terminant, les éléments certains d'un diagnostic différentiel entre l'embolie et la thrombose vertébrales sont, croyons-nous, encore à trouver (1).

Quant au pronostic de l'embolie des artères vertébrales intracrâniennes, il ressort de nos observations qu'il est presque fatalement mortel.

## ARTICLE II.

*Traitement.* — C'est en s'opposant à la formation des concrétions dans les maladies où l'expérience nous a appris qu'elles naissaient, et, ces concrétions une fois formées, en prévenant leur migration ou leur fragmentation que le médecin peut être utile.

Appelé à soigner un sujet chez lequel il y a lieu de soupçonner la formation de concrétions autochthones en un point quelconque de l'organisme, le médecin doit s'appliquer à éloigner les causes capables de suractiver la circulation : les mouvements brusques, les efforts de toute nature, les émotions morales seront soigneusement évités. Dans l'examen du malade, le médecin doit procéder avec la plus grande prudence, et ne point oublier que Trousseau a vu un simple toucher vaginal, pra-

(1) Il serait encore possible que l'endartérite chronique déterminât l'oblitération des vertébrales sans qu'il y eût formation d'un caillot, et qu'on observât des symptômes d'ischémie bulbaire identiques à ceux de l'oblitération embolique ou thrombosique. Il n'a pas été vu, que nous sachions, de cas semblables dans les artères dont nous nous occupons, mais, M. Hayem a rapporté (Arch. de phys., 1869) plusieurs cas où l'endartérite avait complétement oblitéré le tronc basilaire et déterminé une véritable attaque apoplectique.

tiqué peut-être avec un peu trop de brusquerie, déterminer, chez une jeune femme atteinte de phlegmon peri-utérin, une embolie pulmonaire fort inquiétante.

Enfin, l'embolie des artères bulbaires étant un fait accompli, nous croyons qu'il est impossible d'en enrayer la marche.

Guidés par des vues toutes théoriques, certains médecins ont conseillé les alcalins; d'autres, les toniques; les premiers se proposaient d'aller dissoudre le caillot! les seconds de favoriser la formation d'adhérences entre les parois artérielles et le caillot.

Nous pensons que dans les cas d'embolie vertébrale on ne doit recourir à aucune médication particulière; à l'exemple de M. Lorain, il faut simplement alimenter le malade aussi généreusement que possible au moyen de la sonde œsophagienne; c'est là, pensons-nous, le seul moyen d'être utile au patient.



A. [illegible], imprimeur de la Faculté de Médecine, rue Mr-le-Prince, 31

www.ingramcontent.com/pod-product-compliance
Ingram Content Group UK Ltd.
Pitfield, Milton Keynes, MK11 3LW, UK
UKHW012245240726
13966UKWH00004B/1307